PflegeWissen

Aktivierung und Beschäftigung

PflegeWissen

Aktivierung und Beschäftigung

1. Auflage

Mit Textbeiträgen von Gisela Mötzing, Ahnatal

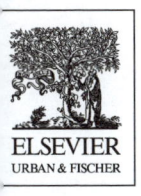

URBAN & FISCHER München

Zuschriften an:
Elsevier GmbH, Urban & Fischer Verlag, Hackerbrücke 6, 80335 München
E-Mail: pflege@elsevier.de

Wichtiger Hinweis für den Benutzer
Die Erkenntnisse in der Pflege und Medizin unterliegen laufendem Wandel durch Forschung und klinische Erfahrungen. Herausgeber und Autoren dieses Werkes haben große Sorgfalt darauf verwendet, dass die in diesem Werk gemachten therapeutischen Angaben (insbesondere hinsichtlich Indikation, Dosierung und unerwünschter Wirkungen) dem derzeitigen Wissensstand entsprechen. Das entbindet den Nutzer dieses Werkes aber nicht von der Verpflichtung, anhand weiterer schriftlicher Informationsquellen zu überprüfen, ob die dort gemachten Angaben von denen in diesem Werk abweichen, und seine Verordnung in eigener Verantwortung zu treffen.
Für die Vollständigkeit und Auswahl der aufgeführten Medikamente übernimmt der Verlag keine Gewähr.
Geschützte Warennamen (Warenzeichen) werden in der Regel besonders kenntlich gemacht (®).
Aus dem Fehlen eines solchen Hinweises kann jedoch nicht automatisch geschlossen werden, dass es sich um einen freien Warennamen handelt.

Bibliografische Information der Deutschen Nationalbibliothek
Die Deutsche Nationalbibliothek verzeichnet diese Publikation in der Deutschen Nationalbibliografie; detaillierte bibliografische Daten sind im Internet über http://www.d-nb.de/ abrufbar.

Alle Rechte vorbehalten
1. Auflage 2013
© Elsevier GmbH, München
Der Urban & Fischer Verlag ist ein Imprint der Elsevier GmbH.

13 14 15 16 17   5 4 3 2 1

Für Copyright in Bezug auf das verwendete Bildmaterial siehe Abbildungsnachweis.

Das Werk einschließlich aller seiner Teile ist urheberrechtlich geschützt. Jede Verwertung außerhalb der engen Grenzen des Urheberrechtsgesetzes ist ohne Zustimmung des Verlages unzulässig und strafbar. Das gilt insbesondere für Vervielfältigungen, Übersetzungen, Mikroverfilmungen und die Einspeicherung und Verarbeitung in elektronischen Systemen.

Um den Textfluss nicht zu stören, wurde bei Patienten und Berufsbezeichnungen die grammatikalisch maskuline Form gewählt. Selbstverständlich sind in diesen Fällen immer Frauen und Männer gemeint.

Planung: Regina Papadopoulos, München
Projektmanagement: Anke Drescher, München
Redaktion und Lektorat: Bernd Hein, München
Herstellung: Erika Baier, München; Renate Hausdorf, buchundmehr, München
Satz: abavo GmbH, Buchloe/Deutschland; TnQ, Chennai/Indien
Druck und Bindung: Dimograf Sp. z. o. o., Bielsko-Biała/Polen
Umschlaggestaltung: SpieszDesign, Neu-Ulm
Titelfotografie: © anson tsui – Fotolia.com

ISBN Print   978-3-437-25161-0
ISBN e-Book 978-3-437-16818-5

Aktuelle Informationen finden Sie im Internet unter www.elsevier.de und www.elsevier.com.

Vorwort

> „Aber in der Beschäftigung selbst Vergnügen zu finden –
> dies ist das Geheimnis des Glücklichen!"
> Sophie Friederike Mereau (1770–1806)

Die Reihe **Pflegewissen** des *Elsevier Verlags* bringt pflegerisches Knowhow auf den Punkt – kompakt, übersichtlich und verständlich. Jeder Band konzentriert sich auf ein Thema und stellt es entsprechend dem Stand der Wissenschaft dar. Die Leser finden auf jeder Seite Fakten, die das Verständnis vertiefen und als Handlungsanleitung für die praktische Arbeit dienen. Das ist Wissen in handlichem Format.

Pflegewissen wendet sich an professionelle Pflegekräfte in Krankenhäusern, stationären Einrichtungen und in der häuslichen Pflege. Es ist aber auch für Pflegende ohne Ausbildung gedacht, die lediglich Informationen zu einer speziellen Frage benötigen.

Sie alle profitieren von der Struktur der Bücher, die es einfach macht, sich zu orientieren.

Verschiedene Teile des Textes sind durch Kästen herausgehoben, in denen wichtige Informationen zusammengefasst sind:

Definition erläutert komplexe Begriffe und Zusammenhänge.
Achtung nennt mögliche Gefahren.
Merke weist auf besonders wichtige Aspekte hin.
Lese- und Surftipp schlägt verlässliche, weiterführende Literatur vor.

Pflegewissen Aktivierung und Beschäftigung konzentriert sich auf einen Aspekt des menschlichen Lebens, der nicht zu den Kernaufgaben pflegerischen Handelns zu zählen scheint. Nur am Rande und meist im Zusammenhang mit der eher ganzheitlichen Betrachtung des Menschen aus dem Blickwinkel modellhafter Pflegetheorien, richtet sich die pflegerische Aufmerksamkeit auch auf eine sinnerfüllte Lebensführung. Das ist schade. Die Fähigkeit fast aller Menschen, kreativ zu sein, sich nützlich zu fühlen, über gemeinsame Betätigung Gemeinschaft zu erfahren oder ohne vordergründigen Zweck zu agieren (also zu spielen), bildet eine enorme Ressource für die Bewältigung körperlicher und seelischer Leiden.

Pflegende und Bezugspersonen können Menschen aller Altersgruppen förderliche Beschäftigungsangebote unterbreiten. Sie dienen als Kraftquellen und vermitteln die Erfahrung von Handlungsmächtigkeit. Wer eine kleine Aufgabe bewältigt (z. B. das Malen eines Bildes), wird sich mutiger einer größeren Aufgabe stellen (z. B. der Auseinandersetzung mit einem Bewegungsdefizit). **Pflegewissen Aktivierung und Beschäftigung** liefert dazu viele handfeste Ideen.

München-Daglfing, Februar 2013
Bernd Hein

Abbildungsnachweis

Der Verweis auf die jeweilige Abbildungsquelle befindet sich bei allen Abbildungen im Werk am Ende des Legendentextes in eckigen Klammern. Alle nicht besonders gekennzeichneten Grafiken und Abbildungen © Elsevier GmbH, München.

A400	Reihe Pflege konkret, Elsevier GmbH, Urban & Fischer Verlag, München
J787	colourbox.com
L119	Karin Wurlitzer, Greifswald
L138	Martha Kosthorst, Borken
M283	Gisela Mötzing, Ahnatal
M294	Bernd Hein, München

Inhaltsverzeichnis

1 Bedeutung von Aktivität und Beschäftigung 1
1.1 Aktivität und Ruhe als menschliche Bedürfnisse 3
1.2 Lernen und persönliche Entwicklung 8
1.3 Nutzen von Aktivität und Beschäftigung 16
1.4 Beteiligte Berufsgruppen und Bezugspersonen 25

2 Planung von Beschäftigungsangeboten 31
2.1 Schritte der Planung 31
2.2 Motivation zu Aktivitäten 37

3 Beschäftigungsangebote 39
3.1 Ausflüge 39
3.2 Bewegung 45
3.3 Biografiearbeit 87
3.4 Feste 95
3.5 Filme und Fotos 108
3.6 Gehirntraining 110
3.7 Generationenübergreifende Kontakte 122
3.8 Hausarbeit 124
3.9 Internet und Computer 130
3.10 Kreativität und Handwerk 131
3.11 Lesen und Schreiben 157
3.12 Musik 163
3.13 Spiele 167
3.14 Theater 177
3.15 Vorträge und Informationsveranstaltungen 180

Register 183

1 Bedeutung von Aktivität und Beschäftigung

> **Definition**
>
> **Aktivität:** Tätigkeit, die geistige sowie ggf. körperliche Beweglichkeit erfordert.
> **Beschäftigung:** Sinnstiftende Aktivität, die der Ausführende z. B. zur Sicherung seines Lebensunterhalts (bezahlte Beschäftigung) oder zur Strukturierung seines Tagesablaufs unternimmt.
> **Deprivation:** In der Pflege vor allem der Zustand, der auf einen Mangel äußerer Reize zurückzuführen ist und den die Betroffenen nach einem individuell bemessenen Zeitraum mit Automatismen oder (im Extremfall) selbstschädigendem Verhalten sowie Realitätsverkennung (Halluzinationen) zu kompensieren versuchen. Der Hospitalismus ist die Extremfolge der Deprivation.

Aktivität und **Beschäftigung** bilden die Voraussetzung für die Gesundheit des Menschen. Der menschliche Körper kann seine Funktionstüchtigkeit nur erhalten, wenn alle Funktionen regelmäßig und in angemessener Weise zum Einsatz kommen. Eine Extremität, die man nicht bewegt (z. B. während einer Ruhigstellung im Gipsverband), beginnt bereits nach wenigen Tagen, sich zurückzubilden. Die Kraft der Muskeln lässt nach, Sehnen verkümmern und die Knochenstruktur verliert ihre Stabilität.
Die geistige Dimension ist ebenfalls außerordentlich bedeutsam. Aktivität bringt den Menschen in Kontakt zu seiner Umwelt. Sie ist der Motor von Kommunikation, also der Auseinandersetzung mit Bezugspersonen. Außerdem verhindert Aktivität die **Deprivation** samt ihren schädlichen Folgen. Aktivität macht den Menschen für Reize aus der Umgebung zugänglich und fördert seine geistigen Kompetenzen. Ohne die Möglichkeit, sich zu beschäftigen, aktiv zu sein, sinnvollen Handlungen nachzugehen, macht sich in dem Menschen Leere breit, die nach einiger Zeit eine zerstörerische Kraft entfaltet. Diese Erkenntnis ist alt und wurde häufig missbraucht, etwa als sehr effiziente Foltermethode. Wenn man einen Menschen konsequent daran hindert, sich zu betätigen, indem man ihn von allen Reizen abschirmt und ggf. auch seine Bewegungsfreiheit unterbindet, wird er nach einiger Zeit (in Abhängigkeit von der individuellen Widerstandsfähigkeit) Ausfälle der Psyche (z. B. Wahnvorstellungen, Depression, Rückzug, Drang zur Selbstverletzung) und der vegetativen Funktionen (u. a. Schlafrhythmus, Blutdruck, Herzschlag, Verdauung, Stoffwechsel) zeigen. Diese Veränderungen sind nach zu langer Dauer des Reizentzugs irreversibel.

1 Bedeutung von Aktivität und Beschäftigung

Auch im pflegerischen Umfeld können solche Prozesse eintreten. Sie entwickeln sich allerdings über einen viel längeren Zeitraum, weil kein pflegebedürftiger Mensch von allen Reizen abgeschnitten ist. Doch bereits lange Phasen des Tages, in denen sich im Gesichtsfeld eines bettlägerigen Menschen nichts bewegt, weil der Betroffene ausschließlich auf Wände schaut, an denen keine Veränderungen stattfinden, führen zu deutlichen Zeichen des Reizmangels (*Deprivations-Syndrom*). Das Gehirn des Betroffenen kann die fehlenden Wahrnehmungen nicht aushalten und entwickelt innere Bilder, um sich zu schützen. So sehen die Pflegebedürftigen dann häufig Spinnen oder Käfer umherkrabbeln – die als Projektion des Gehirns zu verstehen sind. Wenn Pflegende diese Situationen fehldeuten und anstelle einer dringend erforderlichen angemessenen Belebung der Umgebung und Strukturierung der Zeit versuchen, die Symptome medikamentös einzudämmen, wird der Betroffene noch weiter in seine defizitäre Situation hineingetrieben. Eine besondere Schwierigkeit kann entstehen, wenn Menschen in ihrem sprachlichen Ausdruck stark eingeschränkt sind. Den Betroffenen fällt es

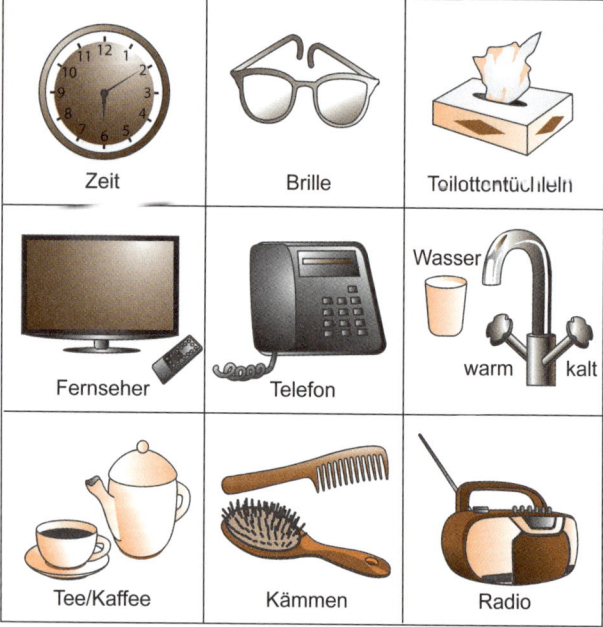

Abb. 1.1 Sprechtafel, mit der sprachgestörte Menschen ihre Wünsche mitteilen können. [L138]

schwer, ihre Bedürfnisse zu artikulieren. Neben zahlreichen Kommunikationshilfen, die z. T. auf einem hohen technischen Standard angesiedelt sind, kann auch eine ganz einfach und ohne weitere Schulung zu bedienende Sprechtafel (▶ Abb. 1.1) helfen, die Verständigung zu sichern.

1.1 Aktivität und Ruhe als menschliche Bedürfnisse

Definition

Bedürfnis: Bewusst oder unbewusst entstehender Beweggrund für Aktivitäten, die einen Mangel beheben. Zu unterscheiden sind
- physiologische Mängel, z. B. Hunger, Durst, Müdigkeit,
- psychische Mängel, z. B. Einsamkeit, geringes Selbstwertgefühl, Langeweile.

Menschen befinden sich während ihres gesamten Lebens stets zwischen Aktivität und Passivität, Beschäftigung und Muße, Anspannung und Entspannung. Eine einseitige Überbetonung dieser Zustände kann zu Befindensstörungen oder gar Krankheiten führen. Übermäßige Aktivität löst Stressreaktionen aus und mangelnde Betätigung kann Langeweile, depressive Verstimmungen und Aggressionen erzeugen. Die Reaktionen auf ein solches Ungleichgewicht fallen individuell unterschiedlich aus.

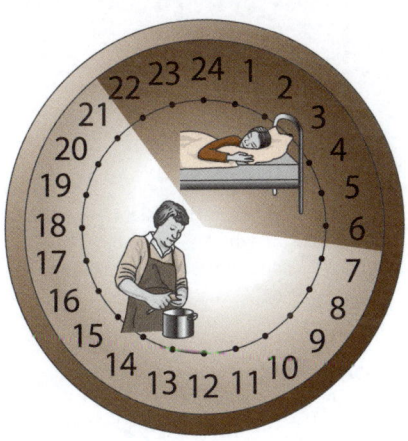

Abb. 1.2 Bei den meisten Menschen ist der Tag in eine Aktiv-Phase (tagsüber) und eine Ruhe-Phase (nachts) eingeteilt. [L138]

Der Schlaf-Wach-Rhythmus teilt den Tag in Phasen, die deutlicher von bewusst gesteuerter Aktivität geprägt sind (meist tagsüber) und Phasen, in denen der Mensch sich in einem Ruhezustand (aber keineswegs im Zustand der völligen Aktivitätslosigkeit) befindet (▶ Abb. 1.2). Diese Schlafphasen finden überwiegend nachts statt und entsprechen deshalb dem zirkadianen (auf den Tag bezogen) Biorhythmus (▶ Abb. 1.3). Dieser Biorhythmus ist nur eingeschränkt dem willentlichen Einfluss zugänglich, sondern ganz wesentlich von der hormonellen Steuerung des Körpers abhängig. Während des Tages befindet sich die Leistungsfähigkeit auf einem vergleichsweise hohen Niveau und zeigt am frühen Nachmittag eine meist geringgradige Senkung der Aktivitätsbereitschaft. Sie ist gut erkennbar an dem häufigen Wunsch kleiner Kinder und älterer Menschen nach einem Mittagsschlaf im Anschluss an das Mittagessen. Es ist sinnvoll, wenn Pflegende dieses Ruhebedürfnis in der Tagesplanung berücksichtigen und Beschäftigungs-Angebote nicht ausgerechnet in diese Zeit legen.

Gegen 3 Uhr in der Nacht sinkt die Leistungsfähigkeit auf ihr Tagestief. Es bleibt bei geregeltem Schlaf-Wach-Rhythmus unbemerkt, fällt aber z. B. Pflegekräften im Nachtdienst auf. Sie sind in dieser Zeit am wenigsten fähig, sich zu konzentrieren und sollten deshalb fehlergeneigte Arbeiten (z. B. Medikamente stellen) bereits früher erledigen.

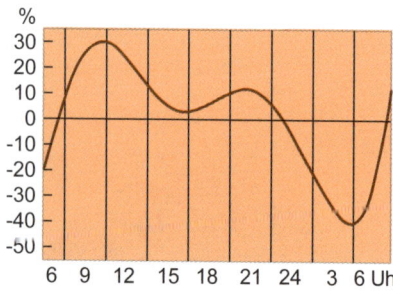

Abb. 1.3 Der der menschliche Biorhythmus. [L138]

Bedürfnisse sind das grundlegende Motiv für menschliches Handeln. Alle zielgerichteten Aktivitäten erfolgen, um die Spannung aufzuheben, die durch eine Diskrepanz zwischen der aktuellen Situation und einem erwünschten Zustand entsteht. Die Erfüllung eines Bedürfnisses hebt den Mangel auf und der Mensch befindet sich im Gleichgewicht (*Homöostase*).

Merke

Krankheiten sind gekennzeichnet durch eine vorübergehende oder dauerhafte Unfähigkeit, Bedürfnisse zu befriedigen. Je gravierender diese Unfähigkeit ist, desto schwerer empfindet der Betroffene die Erkrankung. Es ist die Aufgabe der Pflegenden, die zu versorgenden Menschen bei der Stillung ihrer Bedürfnisse zu unterstützen. Im Idealfall entsteht Zufriedenheit aus einer gelungenen Form dieser Kompensation. Voraussetzung ist, dass Pflegekräfte die tatsächlichen Bedürfnisse erkennen und Techniken anwenden, mit denen sie das angestrebte Ziel angemessen und entsprechend der Wünsche des Betroffenen erreichen können. Aus diesem Blickwinkel ist eine personenzentrierte Pflege ohne jede Alternative. Eine Pflegeauffassung, die lediglich Wünsche und Wertvorstellungen der versorgenden Personen abbildet, kann deshalb nicht zielführend sein. Für den Lebensbereich der „Aktivität und Beschäftigung" wäre es z. B. verfehlt, einen Menschen zu Gruppenangeboten zu überreden, der lieber für sich bleiben und Fernsehen möchte.

1.1.1 Bedürfnispyramide nach Maslow

Der amerikanische Psychologe **Abraham Maslow** (1908–1970) ordnete die menschlichen Bedürfnisse in einer Hierarchie und unterschied dabei körperliche (physiologische), seelische (psychische), soziale und geistige Bedürfnisse (▶ Abb. 1.4):

- *Physiologische Bedürfnisse:* Nahrung, Getränke, Ruhe, Schlaf, Wärme, Sexualität

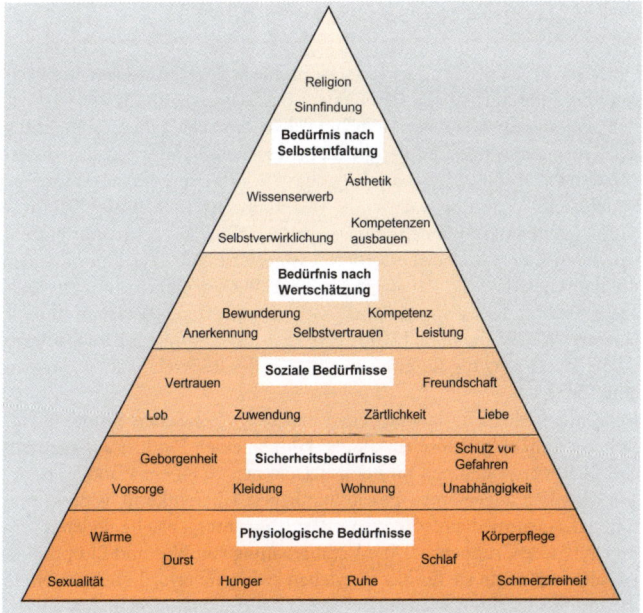

Abb. 1.4 Bedürfnispyramide nach Maslow.

- *Sicherheitsbedürfnisse:* Unabhängigkeit, Geborgenheit, Vorsorge, Gefahrenschutz
- *Soziale Bedürfnisse:* Vertrauen, Zuwendung, Liebe, Freundschaft
- *Bedürfnisse nach Wertschätzung:* Anerkennung, Lob, Selbstvertrauen
- *Bedürfnisse nach Selbstentfaltung:* Selbstverwirklichung, Sinnfindung, Religion, Spiritualität

Maslow erkannte, dass die Hierarchie der Bedürfnisse in einem kausalen Zusammenhang steht. Die Möglichkeit, Bedürfnisse einer höheren Ebene zu befriedigen, setzt voraus, dass die der vorangegangenen (*basaleren*) Stufe erfüllt sind. Ein Mensch, der unter Hunger leidet, wird einen Mangel an Zuwendung nicht empfinden. Erst wenn die körperlichen Bedürfnisse geregelt sind, entwickelt der Mensch weitergehende Wünsche. Außerdem bestimmt die Qualität der Bedürfniserfüllung über die Differenzierung der Bedürfnisse höherer Stufen.

Merke

Bei der Planung von Aktivitäts- und Beschäftigungsangeboten bedenken Pflegende, dass sie sinnvoll nur einsetzbar sind, wenn die körperlichen und anderen basalen Bedürfnisse (z. B. Schmerzfreiheit) ausreichend befriedigt sind.

Die Maslow-Pyramide bildet eine Hierarchie in dem Sinne, dass ihre Basis grundlegende körperliche Bedürfnisse repräsentiert, die in vergleichbarem Umfang für Menschen und Tiere gleichermaßen gelten. In Richtung der Pyramidenspitze sind Bedürfnisebenen übereinander gelagert, die einerseits die sozialen Lebensbedingungen des Individuums einschließen, andererseits auch eine wachsende Abstraktion im Sinne einer Verankerung in zeitlichen Abläufen, des Bewusstseins für die eigene Existenz sowie deren Zweck und Ziel erfordert. Insofern handelt es sich um Ebenen, die typischerweise die Kapazität des menschlichen Gehirns und der daraus erwachsenden geistigen Fähigkeiten voraussetzen. Menschen sind die einzigen Wesen, die diese Bedürfnisse entwickeln können. Ihre Erfüllung ist die Voraussetzung für ein Leben, das in der Rückschau als sinnvoll zu empfinden ist.

Pflegende bedenken, dass zwischen den Bedürfnisebenen Konflikte entstehen können. Religiöse Haltungen können einen Einfluss auf körperliche Bedürfnisse nehmen und den Betroffenen zu einem Handeln bewegen, das der allgemeinen gesellschaftlichen Übereinkunft widerspricht und ggf. sogar medizinischen Erfordernissen entgegensteht. So lehnen einige religiöse Gruppen z. B. die Verabreichung von Blut und Blutprodukten ab, auch wenn sie für das Überleben zwingend erforderlich wären. In diesem Fall steht das Bedürfnis nach Spiritualität gegen den in der Maslow-Pyramide deutlich weiter unten angesiedelten Lebenswillen. Für Pflegende können sich aus solchen Problemen ethische Fragen ergeben.

Eine Lösung kann nur auf dem Boden der unbedingt zu wahrenden Menschenwürde und des im Grundgesetz verankerten Rechts auf Selbstbestimmung entstehen. Das Selbstverständnis Pflegender in einem Rechtsstaat verbietet es, pflegebedürftige Menschen zu bevormunden. Die Pflege ist so auszurichten, dass der individuelle Wille in jedem Fall gewahrt bleibt.

1.1.2 Aktivität als soziale Interaktion

Definition

Interaktion: Bezeichnet hier das aufeinander bezogene und sich gegenseitig beeinflussende Verhalten von zwei oder mehreren Menschen.

Der Mensch ist ein Gemeinschaftswesen. Meist benötigt er das Gefühl der Zugehörigkeit zu einer Gruppe und die damit verbundene soziale Anerkennung. Dieses Bedürfnis ist von Faktoren wie Erziehung, Gewohnheiten, Kultur und Erfahrungen abhängig.
Jeder Mensch steht in **Interaktion** mit anderen Menschen. Diese Tatsache lässt sich während der Betreuung gezielt einsetzen.
In der Funktion von Leitern eines Gruppenangebots können Pflegende das Interaktionsbedürfnis unterstützen und lenken. Es ist allerdings notwendig, die Ressourcen und Einschränkungen der Teilnehmer zu berücksichtigen und sie nicht zu bevormunden. Hinweise auf mögliche Strategien kann die Orientierung an den jeweiligen Biografien (▶ Kap. 3.3) geben.
Menschen aller Altersstufen sind im Interaktionsprozess lernfähig und können sich neuen Situationen und Menschen anpassen, sofern die Bedingungen ihren eigenen Bedürfnissen entsprechen. Demenzkranke sind in ihrer Flexibilität jedoch häufig eingeschränkt, vor allem wenn die Erkrankung bereits fortgeschritten ist.
Abgesehen von dieser Einschränkung gilt, dass Menschen
- sich an dem Verhalten und Erleben ihrer Mitmenschen orientieren,
- durch Nachahmung lernen,
- ihr Verhalten auf Anerkennung ausrichten.

Merke

Menschen haben das Bedürfnis nach sozialer Anerkennung. Gelungene Gruppenangebote berücksichtigen die Gewohnheiten, Biografien, Vorlieben und Interessen der Teilnehmer.

1 Bedeutung von Aktivität und Beschäftigung

1.2 Lernen und persönliche Entwicklung

> **Definition**
>
> **Lernen:** Dauerhafte Verhaltensänderung, die durch die gezielte Speicherung von Fakten und Erlebnissen, nicht aber durch bloße Reifung ererbter Anlagen, körperliche Ursachen, chemische Einflüsse oder Ermüdung zustande gekommen ist.

Das **Lernen** umfasst mehr als die Aneignung von Wissen. Es schließt das Erleben und Verhalten eines Menschen ein. Beim Lernen geht es auch um
- die Erweiterung des Erfahrungsschatzes,
- die Anpassung an neue Lebensumstände,
- die Integration der Erfahrungen an aktuell erlebte Situationen.

Das Lernen begleitet den Menschen von der Geburt bis zum Tod. Deshalb spricht man inzwischen vom *lebenslangen Lernen* – auch wenn sich Ausrichtung und Ziele dieses Prozesses in den verschiedenen Lebensaltern deutlich unterscheiden können. Ist das Lernen eines Kindes hauptsächlich davon geprägt, sich die Welt zu erschließen und dann die Kenntnisse über Zusammenhänge zu erweitern, lernen Erwachsene meist mit definierten Zielen. In höherem Alter kann das Lernen auch zu einem Selbstzweck werden (▶ Kap. 3.6, ▶ Kap. 3.15), weil geistige Beschäftigung geeignet ist, bereits vorhandene Fähigkeiten zu erhalten.

> **Merke**
>
> Jüngere Menschen können Informationen sehr schnell und voraussetzungslos aufnehmen. Ältere Menschen benötigen eine Verknüpfung der neuen Informationen mit bisherigen Lebenserfahrungen und einen längeren Zeitraum, bis sie die Lerninhalte sicher reproduzieren können.

1.2.1 Pädagogik

> **Definition**
>
> **Pädagogik** (*Erziehungswissenschaft*): Wissenschaftliche Disziplin, die sich mit der Vermittlung von Kenntnissen und Fertigkeiten beschäftigt, durch deren Erlangung junge Menschen im Rahmen ihrer individuellen Möglichkeiten zu selbst- und verantwortungsbewussten sowie leistungsfähigen Persönlichkeiten heranwachsen.

Die **Pädagogik** ist in zahlreiche Richtungen eingeteilt, die unter Berücksichtigung ihrer jeweiligen Menschenbilder verschiedene Aspekte des Lehrens und der Bildung betonen. Je nach den gewählten Prämissen kommen dabei verschiedene pädagogische Strategien zum Einsatz. Inzwischen ist in Europa nahezu einhellige Meinung, dass es für pädagogische Erfolge unabdingbar ist, die individuellen Voraussetzungen des Kindes zu berücksichtigen und die Lehrer oder Erzieher in einer partnerschaftlichen Funktion zu sehen. Damit hat sich eine endgültige Abkehr von traditionellen Vorstellungen vollzogen, denen zufolge es über Jahrhunderte eine vordringliche pädagogische Aufgabe war, Kinder in eine sehr enge und ausschließlich leistungsbezogene bzw. auf widerspruchsloses Wohlverhalten ausgerichtete Rolle einzufügen.

Pädagogik – und im weiteren Sinne Erziehung – begleitet den Menschen von seinem ersten Lebenstag. Zunächst übernehmen die Erziehungsberechtigten, meist handelt es sich um die Eltern, die Funktion der Vermittlung von Kenntnissen über die Umgebung und zwischenmenschliche Regeln. Bereits mit Eintritt in den Kindergarten (im Alter von drei Jahren) übernehmen auch professionelle Pädagogen sowie die Gruppe der Gleichaltrigen erzieherische Aufgaben.

Klassischerweise endet die offiziell geregelte pädagogische Einflussnahme nach dem Ende der Schulzeit, Ausbildung oder anderen weiterführenden Bildungswegen.

Individuell bleibt die Pädagogik jedoch auch im Anschluss ein bestimmendes Element im Leben der Menschen: Sie nehmen an beruflichen Bildungsmaßnahmen teil, belegen in ihrer Freizeit entsprechende Kurse oder treiben z. B. Sport in Vereinen. In allen diesen Einrichtungen finden sich pädagogische Leitlinien, die in unterschiedlicher Deutlichkeit zum Vorschein kommen.

Schulen vermitteln das staatlich verordnete Mindestmaß an Bildung, zu dem jeder Mensch Zugang erhalten muss (Schulpflicht). Neben der Vermittlung sozialer Kompetenzen, z. B. angemessenes Verhalten in Gruppen, bezieht sich die Schulpädagogik vornehmlich auf folgende Bereiche:

- Erlernen der Kulturtechniken Lesen, Schreiben, Rechnen, die eine Basis bilden für die Kommunikation mit anderen Menschen sowie die Fähigkeit, später einer bezahlten Beschäftigung nachgehen und ein vollwertiges Mitglied der demokratischen Gesellschaft sein zu können.
- Übung der körperlichen Leistungsfähigkeit durch sportliche Aktivität, um die individuelle Gesundheit wahren zu können.

1.2.2 Geragogik

Definition

Geragogik (*Alterspädagogik*) : Wissenschaft von der Bildung und Erziehung im Alter. Schließt auch die Vorbereitung jüngerer Menschen auf den Ruhestand und die Begleiterscheinungen des Alters ein.

Die **Geragogik** steht in engem Zusammenhang mit der Pädagogik (siehe oben), der Alterspsychologie und der Alterssoziologie. Allerdings ist diese junge Disziplin in der Praxis nicht immer eindeutig definiert. Geragogen sind eine Berufsgruppe, die im pädagogischen/betreuenden Bereich mit alten Menschen arbeitet und dabei die Bereiche Beschäftigung, Aktivitätsbegleitung, Gruppenbetreuung und Altenbildung abdeckt.

Geragogik ist speziell auf den älteren und alten Menschen ausgerichtet. Eine feste Altersgrenze lässt sich jedoch nicht ziehen, da der Zustand „Altsein" unterschiedlich definiert ist. Insofern lässt sich der Fachbereich als ein Teil der Erwachsenenbildung verstehen, die sich auf zahlreiche Bedürfnisse im Zusammenhang mit Selbstentfaltung und Selbstverwirklichung fokussiert.

Merke

Nach einer **WHO-Definition** sind Menschen ab dem 65. Lebensjahr als alt zu bezeichnen. Dies entspricht der üblichen sozialen Einteilung der Altersstufen und deshalb in etwa dem Renteneintrittsalter. Es existieren zahlreiche weitere Definitionen des Altersbegriffs.

Geragogische Angebote erfordern von den Anbietern bzw. Gruppenleitern umfassendes gerontologisches, geriatrisches und pflegerisches Fachwissen, damit sie individuell und kompetent auf diese (auch altersmäßig) heterogene Zielgruppe eingehen können (▶ Kap. 3.3, ▶ Kap. 3.6).

1.2.3 Gedächtnis

Definition

Gedächtnis: Fähigkeit des Gehirns, empfangene Reize zu verarbeiten, zu speichern und bei Bedarf zu reproduzieren, zu erinnern und sinnvoll anwenden zu können.

Peripheres und zentrales Nervensystem nehmen Informationen aus der Umwelt (sowie aus dem eigenen Körper) auf und leiten sie an die entsprechenden Areale des Gehirns weiter. Die dort befindlichen Neuronen bilden das **Gedächtnis,** das aus drei Stufen besteht. Das Gehirn empfängt beinahe unablässig Reize, deren schiere Zahl die Gedächtniskapazität rasch übersteigen würde. Deshalb ist es notwendig, diese Reize nach Bedeutsamkeit zu sortieren und auszuwerten. Diese Funktionen übernehmen das Ultrakurzzeitgedächtnis, das Kurzzeitgedächtnis und das Langzeitgedächtnis (▶ Abb. 1.5)

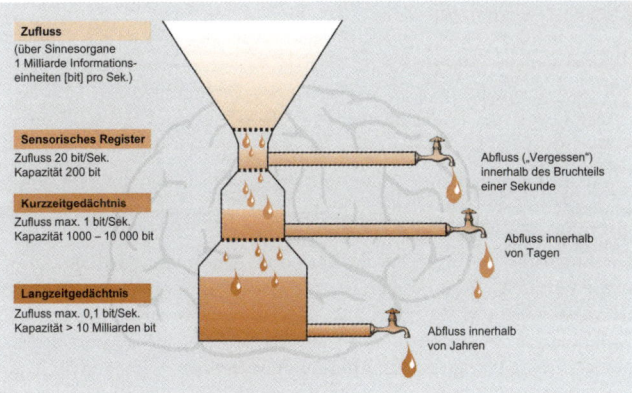

Abb. 1.5 Gedächtnis in drei Stufen. [A400]

Ultrakurzzeitgedächtnis

─── **Definition** ───

Ultrakurzzeitgedächtnis (*UZG, sensorisches Register*): Nimmt die über die Wahrnehmungsorgane eingegangenen Informationen wahr und dient als erster Reizfilter.

Im **Ultrakurzzeitgedächtnis** kreisen die angekommenen Informationen ca. 20 Sekunden lang als elektrische Schwingungen. Die Selektion (*Auswahl*) im UZG dauert nur Bruchteile einer Sekunde. Bedeutungslose Informationen gehen unter und wichtige gelangen ins Kurzzeitgedächtnis. Die Selektion ist subjektiv und hängt ab von
- Interessen,
- Erfahrungen,
- aktuellen Bedürfnissen,
- Konzentration,
- Aufmerksamkeit.

─── **Merke** ───

Informationen, die ein Mensch aufbewahren will, sollte er mit Erinnerungen und positiven Assoziationen verknüpfen, um sie mit Bedeutung aufzuladen und so tiefer in das Gedächtnis zu transportieren.

Kurzzeitgedächtnis

――――――――――― **Definition** ―――――――――――

Kurzzeitgedächtnis (*KZG, Kurzzeitspeicher*): Zentrale Verarbeitungsinstanz des Gedächtnisses; auch als Arbeitsspeicher bezeichnet.

Das **Kurzzeitgedächtnis** ordnet und verknüpft die aus dem Ultrakurzzeitgedächtnis eingehenden Informationen. Es vergleicht sie mit Inhalten des Langzeitgedächtnisses.
Die Kapazität des Kurzzeitgedächtnisses ist meist auf etwa 10.000 Informationseinheiten beschränkt (Gedächtnisspanne), kann aber von Mensch zu Mensch stark variieren. Mithilfe einer sinnvollen Strukturierung und Kombination der Informationen lässt sich die Gedächtnisspanne optimal nutzen. Im Kurzzeitgedächtnis bleiben Inhalte einige Sekunden bis maximal einige Tage liegen.

LESE- UND SURFTIPP
Knab, Barbara: Warum wir immer das Falsche vergessen. Gebrauchsanweisung für das Gedächtnis. Herder Verlag, Freiburg, 2006.

Langzeitgedächtnis

――――――――――― **Definition** ―――――――――――

Langzeitgedächtnis (*LZG*): Teil des Gedächtnisses, in dem alle bisherigen Erfahrungen und Informationen abgespeichert sind.

Alle Informationen, über die ein Mensch längere Zeit verfügt, sind im **Langzeitgedächtnis** angesiedelt. Es kann etwa 10 Millionen Informationseinheiten speichern, die vermutlich für immer vorhanden bleiben. Jede Information hinterlässt im Langzeitgedächtnis Spuren in Form von chemischen und strukturellen Veränderungen der Nervenzellen, die nicht rückgängig zu machen sind. Die Erinnerungen stehen jedoch nicht alle jederzeit zur Verfügung. Um sie zu aktivieren ist es erforderlich, sie im Langzeitgedächtnis zu finden und an die Oberfläche (ins Kurzzeitgedächtnis) zu bringen.
Oft scheint es unmöglich, sich bestimmte Gedächtnisinhalte zur aktiven Verfügung zu stellen. Die Ursache kann darin liegen, dass sie an einer Stelle abgelegt sind, die sich dem momentanen Zugriff entzieht. Manchmal bringt eine zufällige Assoziation diese Erinnerungen überraschend zum Vorschein. Die Leistungsfähigkeit der Erinnerung ist entscheidend davon abhängig, wie die Inhalte miteinander vernetzt sind. Menschen können durch Training Einfluss auf die Ordnung in ihrem Gedächtnis nehmen.

Merke

Regelmäßig angewendetes Wissen lässt sich aus dem Langzeitgedächtnis leicht abrufen. Es erfordert mehr Zeit oder einen Anstoß, ungenutztes Wissen zu aktivieren. Deshalb sind Menschen im Vorteil, die sich regelmäßig geistig beschäftigen und ihr Gedächtnis trainieren.

Veränderungen im Laufe des Lebens

Lernfähigkeit und ein intaktes Gedächtnis sind nicht altersabhängig. Allerdings benötigen alte Menschen mehr Zeit und häufigere Wiederholungen, um neuen Lernstoff zu verarbeiten, weil der Stoffwechsel ihres Gehirns verlangsamt ist. Sie haben auch größere Schwierigkeiten, abstrakte Dinge dauerhaft im Gedächtnis zu behalten.

Merke

Regelmäßig angewendetes Wissen ist für Menschen aller Altersstufen leicht verfügbar. Deshalb sollten Aktivierung und Beschäftigung auf eine möglichst breite und an der Biografie orientierte Basis abgestellt sein (▶ Kap. 3.3).

1.2.4 Lernformen

Kognitives Lernen

Definition

Kognitives Lernen (*Lernen durch Denken*): Lernen durch die Aneignung, Speicherung und Anwendung theoretischen Wissens.

Die Ergebnisse des **kognitiven Lernens** hängen von Motivation, Interesse, Konzentration, individuellem Lernverhalten und Wiederholung ab (▶ Kap. 3.6). Unruhe, mangelnde Systematik, zu viele Reize und zu viele neue Informationen stören den Vorgang. Der Lernerfolg ist größer, je besser die Lernstrategie die Struktur des Gedächtnisses berücksichtigt.

Merke

Menschen mit Demenz können kaum kognitiv lernen. Diese Strategie überfordert die Betroffenen, auch weil die vermittelten Inhalte weit von ihrer Lebenswelt entfernt sind, z. B. die Bewältigung von Rechenaufgaben.

1 Bedeutung von Aktivität und Beschäftigung

Voraussetzungen für den Erfolg kognitiven Lernens (▶ Abb. 1.6):
- Vollständige Konzentration auf die Inhalte
- Ausschluss ablenkender Reize
- Annäherung an die Aufgaben durch vorherige Entspannungs- und Konzentrationsübungen
- Verständliche Anweisungen
- Befriedigung körperlicher Bedürfnisse wie Hunger, Durst oder Müdigkeit haben Vorrang
- Systematische Planung und Durchführung

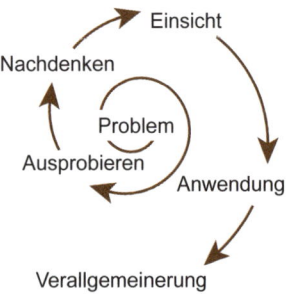

Abb. 1.6 Lernen durch Einsicht. [L138]

Klassisches Konditionieren

--- **Definition** ---

Konditionieren: Lernen durch gezielte Verbindung von Reiz und Reaktion.
Klassisches Konditionieren (*Signallernen*): Erzeugung einer Verhaltensänderung durch die Verbindung von neutralen Reizen mit unmittelbarer Belohnung.

Der russische Physiologe **Iwan Petrowitsch Pawlow** hat das Prinzip der **klassischen Konditionierung** zu Beginn des 20. Jahrhunderts mit seinem berühmten Hunde-Experiment verdeutlicht. Er wies nach, dass ein natürlicher Reflex (Speichelfluss während des Anblicks von Futter) sich auch durch einen neutralen Reiz (Glockenton) auslösen lässt, wenn man über eine bestimmte Zeit Futter und Geräusch parallel wirken lässt. Der Hund lernt also, dass der Glockenton die Verabreichung von Nahrung ankündigt.

Diese Lernstrategie lässt sich auch auf Menschen übertragen. In der Pflege kann sie nützlich sein, um definierte Ziele zu erreichen:
- Das Betrachten von erinnerungsträchtigen Bildern und Gegenständen, das Singen von bekannten Liedern oder das gemeinsame Musizieren (▶ Kap. 3.12) können Vertrauen und Heimatgefühle auslösen.

- Positive Konditionierungen unterstützen Orientierung und Sicherheitsempfinden in einer unbekannten Umgebung, z. B. die Einführung von Ritualen wie Nacht- oder Tischgebet.

--- **Merke** ---

Rituale, die Menschen als wohltuend empfinden, entsprechen einer klassischen Konditionierung, die zu größerer Zufriedenheit führt.

Operantes Konditionieren

--- **Definition** ---

Operantes Konditionieren (*Lernen durch Konsequenzen*): Verhaltensänderung durch Konsequenzen wie Belohnung oder Bestrafung.

Das **operante Konditionieren** setzt an der menschlichen Eigenschaft an, ein belohntes Verhalten zu wiederholen. Als *Belohnung* lässt sich eine direkt auf ein Verhalten folgende angenehme Konsequenz einsetzen, z. B. ein Lob. Dies entspricht der positiven Verstärkung. Eine Belohnung lässt sich aber auch erzielen, indem man ein Verhaltensmuster verfestigt, weil in seiner Folge unangenehme Konsequenzen ausbleiben. Dies entspricht der negativen Verstärkung.

Die *Bestrafung* eines Verhaltens durch unangenehme Konsequenzen, z. B. durch einen Tadel, kann dazu führen, dass der Betroffene dieses Verhalten künftig unterlässt. Eine Bestrafung entsteht aber auch, wenn nach einem unerwünschten Verhalten angenehme Konsequenzen ausbleiben.

ACHTUNG

Das Schema Lob und Tadel können einen erwachsenen Menschen in seine Kindrolle zurückdrängen, in der er dem Zugriff der Erziehungsberechtigten ausgesetzt war. Daraus kann – insbesondere hinsichtlich des Bestrafungsmusters – ein ethisches Problem entstehen, wenn die Situation die Würde des Betroffenen verletzt. Deshalb setzen Pflegende Strategien des operanten Konditionierens nur ein, wenn solche unangenehmen Folgen ausgeschlossen sind.

Instrumentelles Konditionieren

--- **Definition** ---

Instrumentelles Konditionieren: Verhaltensänderung aufgrund von Versuch und Irrtum.

Das **instrumentelle Konditionieren** ist eine Sonderform des operanten Konditionierens und wird auch als *Learning by doing* bezeichnet. Der Anwender lernt, indem er Dinge ausprobiert und die Handlung so lange wiederholt, bis sie gelingt – ohne den Weg abzukürzen, indem er Hilfe von einem anderen Menschen in Anspruch nimmt. Es ist eine typische Lernstrategie von Kleinkindern.

Imitationslernen

Definition

Imitationslernen: Verhaltensänderung durch die Nachahmung eines Vorbilds.

Beim **Imitationslernen** nimmt der Lernende sich ein Beispiel an einem anderen Menschen, der die jeweilige Aufgabe beherrscht und dessen Persönlichkeit als vertrauenswürdig gilt. Diese Strategie ist typisch für Kinder. Sie setzen es insbesondere bezüglich des sozialen Verhaltens ein, z. B. für den Umgang mit Konflikten, die Rollenerfüllung und für das Erlernen von Riten.

Merke

Pflegekräfte übernehmen gegenüber pflegebedürftigen Menschen eine Vorbildfunktion. Daraus entsteht eine erhebliche Verantwortung, der man nur durch ein durchgängig integeres, kongruentes und deshalb glaubwürdiges Verhalten gerecht werden kann.

Da alle Lernprozesse grundsätzlich wertungsfrei angelegt sind, kann es natürlich auch beim Imitationslernen zur Übernahme eines Verhaltens kommen, das unerwünscht oder nicht gruppenverträglich ist. Pflegekräfte beobachten deshalb das Verhalten der ihnen anvertrauten Menschen sorgfältig und steuern solchen Problemen frühzeitig entgegen.

1.3 Nutzen von Aktivität und Beschäftigung

Aktivitäten und Beschäftigungen sind gestaltende Elemente im Tagesablauf. Sie vermitteln Sinn und ermöglichen den Teilnehmern Erfahrungen, die ihr Selbstwertgefühl stärken und ihre Ressourcen fördern. Außerdem kann angemessene Beschäftigung ablenkend wirken und so die Widerstandskraft gegen Schmerzen erhöhen oder die Rekonvaleszenz unterstützen.
Insgesamt wirkt das Empfinden der eigenen Handlungsmächtigkeit, das ein notwendiges Ergebnis gezielter Beschäftigung ist, günstig auf ganz verschiedene Lebensbereiche pflegebedürftiger und kranker Menschen.

1.3.1 Strukturierung von Zeiträumen

Angebote zur Beschäftigung tragen zur Orientierung und Sicherheit bei, indem sie z. B. Tage und Wochen in fassbare Phasen gliedern.
Die Tagesstruktur ist ein grundlegendes therapeutisches und pflegerisches Element in stationären Einrichtungen. Im weiteren Sinne wirkt für Menschen, die sich in einer länger dauernden Pflegeabhängigkeit befinden (dies trifft am ehesten für alte oder behinderte Menschen in Pflegeeinrichtungen zu) ein Wochenplan mit stets wiederkehrenden Elementen als strukturgebende Einteilung. Er vermittelt Sicherheit, bietet einen hohen Wiedererkennungswert und gibt eine Perspektive für einen überschaubaren Zeitraum (▶ Tab. 1.1).

1.3.2 Sinn

Menschen streben überwiegend ein als sinnvoll erlebtes Leben an. Was darunter zu verstehen ist, unterscheidet sich individuell und hängt von Erfahrungen, Werten, gesellschaftlichen Normen, Vertrauen in Umfeld und Umwelt, den sozialen Kompetenzen und dem Selbstkonzept ab (▶ Kap. 3.3). Sinn stellt sich auch im Zuge von Beschäftigung ein, die ein Mensch als angemessen empfindet. Sie kann auch bei der Bewältigung von Trauer helfen, indem sie ablenkt und über das aktuelle Befinden hinausweist. Menschen aller Altersgruppen erleben Ereignisse, die Trauerprozesse auslösen. Dazu gehören z. B. Verluste von
- Gesundheit und körperlicher Unversehrtheit,
- Selbstbestimmung,
- Wohnung und Heimat (etwa durch Einzug in eine Altenpflegeeinrichtung),
- Bezugspersonen durch Tod.

Um solche Erfahrungen verarbeiten zu können, ist es wichtig, einen sinnvollen Ersatz für das Verlorene zu finden. Wer sich als tätiger Teil einer Gruppe begreift, findet leichter die Möglichkeit, Verluste als einen Teil des Lebens zu begreifen, das in seiner Gesamtheit weit über die Trauer hinausgeht.

Merke

Erfolgserlebnisse bilden die Basis für eine als sinnvoll empfundene Beschäftigung. Daraus entsteht eine positive Haltung zum Leben. Pflegende konzipieren Beschäftigungsangebote stets so, dass alle Teilnehmer für sich einen Erfolg verbuchen können.

Tab. 1.1 Wiederkehrende Beschäftigungsangebote während der Woche in einer Pflegeeinrichtung.

Wochentag	Montag	Dienstag	Mittwoch	Donnerstag	Freitag	Samstag	Sonntag
Vormittag	• Lesestunde	• Sitzgymnastik	• Gehirntraining für Anfänger	• Gehirntraining für Fortgeschrittene	• Sitzgymnastik	• Buchausleihe	• Gottesdienst
Nachmittag	• Singen	• Spielenachmittag	• Kreativgruppe • Wellnessangebote	• Gemeinsames Backen	• Männerstammtisch	• Ruhetag	• Besuche • Feste

1.3.3 Gemeinschaft

Definition

Soziale Gruppe: Mehrere Menschen, die ein gemeinsames Ziel haben und für eine bestimmte Zeit zueinander in Beziehung stehen. Die Mitglieder einer Gruppe entwickeln eine Gruppenidentität, das „Wir-Gefühl".

Menschen benötigen die Zugehörigkeit zu einer **sozialen Gruppe,** um sich als wertvolles Individuum zu erleben, soziale Kontakte zu knüpfen, Sicherheit, Vertrauen, Schutz, Anerkennung und Wertschätzung durch andere zu erfahren (▶ Kap. 3.7).
Pflegende fördern die Gemeinschaftsfähigkeit der pflegebedürftigen Menschen gezielt, indem sie Kontakte zu Gruppen vermitteln, z. B. Kirchengemeinden, Beratungsstellen, Vereinen.

Merke

Die Gewissheit, akzeptierter Teil einer Gemeinschaft zu sein, beugt sozialer Isolation, Hoffnungslosigkeit und der Regression (*Rückzug*) vor.

1.3.4 Kommunikation

Beschäftigungen und Aktivitäten bieten vielfältige Kommunikationsmöglichkeiten und eine Menge Gesprächsstoff. Es ist ein menschliches Bedürfnis, sich mitzuteilen und Anregungen durch andere zu erhalten.

Merke

Gelungene Kommunikation schafft und erhält Gemeinschaft. Sie beugt Einsamkeit und sozialer Isolation vor.

Kommunikation dient dem Austausch von Informationen auf rationaler, intellektueller und emotionaler Ebene (▶ Kap. 3.11). Sie ist notwendig, um Kontakt zur Umwelt aufzubauen und mit ihr in Beziehung zu treten. Fehlende Kommunikation beeinträchtigt immer die Beziehungen zur Umwelt und wirkt sich negativ auf den Menschen aus.
Folgen mangelnder Kommunikation sind z. B.:
- Gereiztheit, Misstrauen, Rückzug
- Soziale Isolation (▶ Abb. 1.7) und Verwahrlosung
- Resignation, Niedergeschlagenheit, Depression bis hin zum Suizid

Pflegekräfte, die Beschäftigungsangebote leiten, beachten die Regeln professioneller Gesprächsführung. Eine empathische (einfühlsame) Haltung ist die wichtigste Voraussetzung für eine zufriedenstellende Kommunikation. Es geht vor allem darum, die pflegebedürftigen Menschen nicht zu bevormunden und ihre Vorstellungen und Bedürfnisse bei der Planung und Ausführung der Angebote zu berücksichtigen. Eine fortlaufende Rückmeldung, durch die sich Teilnehmer von Angeboten in einem positiven Licht sehen, verstärkt deren Motivation, sich zu beschäftigen.

--- **Merke** ---

Gruppenleiter achten darauf, dass alle Teilnehmer ins Gespräch eingebunden sind.

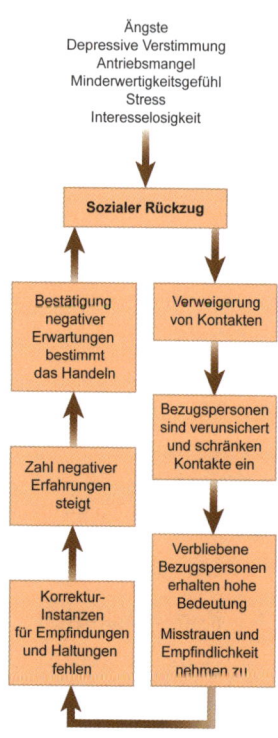

Abb. 1.7 Sozialer Rückzug. [L138]

1.3.5 Wahrnehmung

--- **Definition** ---

Wahrnehmung: Komplexer Vorgang, der die Sinneswahrnehmung und die Verarbeitung sowie Bewertung von Umwelt- und Körperreizen umfasst.

Viele Erkrankungen gehen mit Einschränkungen der **Wahrnehmung** einher. Sie können durch eine Beeinträchtigung der Sinnesorgane, Sensibilitätsverluste sowie Störungen der Wahrnehmungsverarbeitung (▶ Abb. 1.8) verursacht sein. Mit angepassten Aktivitäten und Beschäftigungen lässt sich die Wahrnehmung gezielt fördern.

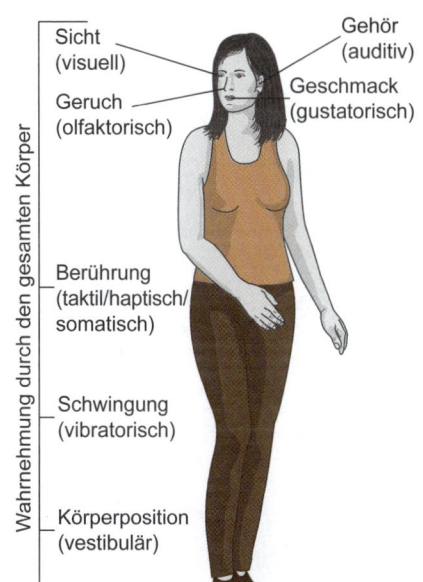

Abb. 1.8 Wahrnehmungskanäle des menschlichen Körpers. [L138]

Wahrnehmungsförderung setzt die Kenntnis der Einschränkungen voraus, unter denen die pflegebedürftigen Menschen leiden. Erst aufgrund dieser Informationen lassen sich Reize gezielt und sinnvoll einsetzen, z. B. als Förderung

- der akustischen Wahrnehmung durch musiktherapeutische Angebote (▶ Kap. 3.12),
- des Geruchssinnes durch Duftsäckchen,
- der taktilen Wahrnehmung durch Tastspiele (▶ Abb. 1.9),
- der visuellen Wahrnehmung durch Farben und Bilder.

ACHTUNG

Eine pflegerische Stimulation darf nicht zur Reizüberflutung oder Verwirrung führen. Deshalb dosieren Pflegende die Reize besonders bei Menschen mit Bewusstseinseinschränkungen sorgfältig.

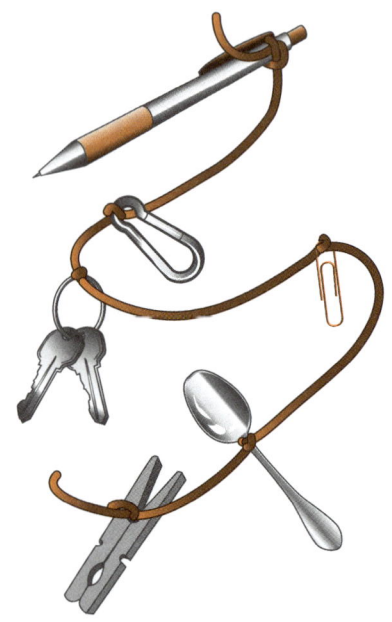

Abb. 1.9 Eine Fühlschnur bietet insbesondere Menschen mit Demenz eine übersichtliche Zahl von Gegenständen, die sie vor Reizüberflutung schützt. [L138]

1.3.6 Positives Erleben

Denken, Fühlen und Handeln stehen in engem Zusammenhang und bestimmen die Wahrnehmung. Die Wahrnehmung vieler kranker Menschen ist auf negative Aspekte eingeengt. Das wirkt sich hemmend auf alle Aktivitäten und Alltagskompetenzen aus. Aktivitätsangebote können die Selbstwahrnehmung und die Motivation günstig beeinflussen und Akzente des positiven Erlebens schaffen.

--- **Merke** ---

Erfolgserlebnisse sind der Schlüssel zur Motivation kranker Menschen. Sie vermitteln Selbstbewusstsein und die Erfahrung der Handlungsmächtigkeit. Die Betroffenen erleben sich als aktive Persönlichkeiten und entfernen sich damit aus der Rolle eines fremdbestimmten (z. B. durch Therapien, vorgegebene Tagesabläufe, Zwänge der Erkrankung) Objekts.

Pflegende betonen während der Beschäftigungsangebote fortlaufend die Eigenständigkeit der Teilnehmer, indem sie (auch kleine) Erfolge loben und damit auch für die anderen Anwesenden sichtbar machen. Sie beachten, dass diese Strategie nur wirken kann, wenn das ausgesprochene Lob in einem sinnvollen Zusammenhang zum Erfolg steht. Das Feedback muss echt und ehrlich sein, ansonsten ist es rasch als Floskel enttarnt und wirkt deprimierend („Niemand nimmt mich ernst.").

1.3.7 Freude und Wohlbefinden

Freude und Wohlbefinden sind Ausdruck für Lebensqualität. Krankheiten, Schmerzen und Hilfsbedürftigkeit reduzieren die Lebensfreude. Neben einer sachgerechten medizinischen Betreuung (z. B. bei Schmerzen) wirkt jede Förderung eines positiven Lebensgefühls günstig auf das Befinden pflegebedürftiger Menschen und stärkt das Selbstkonzept und damit ihre Möglichkeit, das Leben selbst in die Hand zu nehmen. Soziale Impulse, Sinnesanregungen und das Erleben von Gemeinschaft (▶ Kap. 3.4) können Freude und Spaß vermitteln.

Merke

Bei den Aktivitäten und Beschäftigungen ist alles erlaubt, was Spaß macht. Die Biografie (▶ Kap. 3.3), eine Abschätzung von Ressourcen und Interessen der Gruppenmitglieder sowie gezielte Befragungen und Beobachtungen geben Pflegenden Hinweise für eine mögliche Ausrichtung des Beschäftigungsprogramms. Falls die Betroffenen selbst keine Auskunft geben, kann auch die Befragung von Bezugspersonen, z. B. der Familienmitglieder, sinnvolle Hinweise erbringen.

1.3.8 Selbstständigkeit

Die Erhaltung der **Selbstständigkeit** ist ein vorrangiges Ziel der Pflege. Verluste in diesem Bereich können das Selbstwertgefühl untergraben und den Menschen weiter in die Abhängigkeit führen (*erlernte Hilflosigkeit*). Pflegerische Beschäftigungsangebote eröffnen Möglichkeiten zur Selbstgestaltung und Eigenverantwortung.
Wichtig ist jedoch, dass Pflegende dabei die Fähigkeiten und Ressourcen der pflegebedürftigen Menschen als Maßstab für die jeweiligen Ziele einsetzen und jede Überforderung vermeiden.

ACHTUNG

Pflegende akzeptieren die Ablehnung von Beschäftigungs- und Aktivitätsangeboten. Die Weigerung von pflegebedürftigen Menschen hat immer einen Grund. Es ist wichtig, solche Motive im Rahmen eines einfühlsamen Gesprächs herauszufinden und dann sinnvolle Alternativen zu entwickeln.

1 Bedeutung von Aktivität und Beschäftigung

1.3.9 Mobilität und Motorik

Zahlreiche Erkrankungen schränken **Mobilität und Motorik** ein. Gezielte therapeutische und pflegerische Anleitung kann Bewegungsreize mit einem starken Motiv verknüpfen und die Betroffenen in die Lage versetzen, ihre Leistungsfähigkeit auszuprobieren – und sich über erlernte Hemmungen hinwegzusetzen.

Bewegungsübungen (▶ Kap. 3.2) wirken sich über den Körper auch positiv auf Seele und Geist aus. Sie können in jedes Aktivitätsangebot eingebaut werden. Durch das Einbeziehen von Bewegungsübungen wird
- eine Gehirntrainingsrunde ganzheitlicher,
- der Spielenachmittag anregender und lustiger,
- der Musiknachmittag vielseitiger und lebendiger.

1.3.10 Alltagskompetenzen

Definition

Alltagskompetenzen: Fähigkeiten, Fertigkeiten und Kenntnisse, die der Mensch benötigt, um seine individuelle Lebenssituation und seinen Alltag zu bewältigen.

Pflegebedürftige Menschen sind in ihren **Alltagskompetenzen** mehr oder weniger eingeschränkt. Ziel der pflegerischen Arbeit ist es immer, die vorhandenen Fähigkeiten zu stärken, um größtmögliche Selbstständigkeit zu erzielen.

Alltagskompetenzen (▶ Abb. 1.10) bestehen aus verschiedenen **Teilkompetenzen:**
- Sensomotorische Kompetenz
- Kognitive Kompetenz
- Psychische Kompetenz

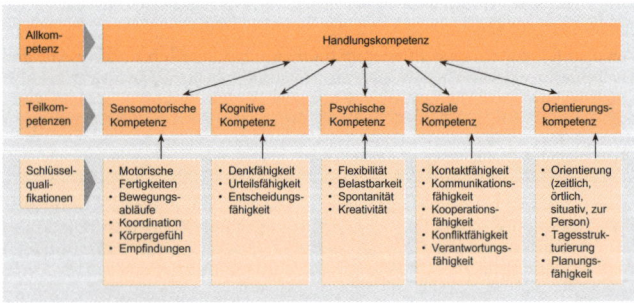

Abb. 1.10 Modell der menschlichen Kompetenzen. [A400]

- Soziale Kompetenz
- Orientierungskompetenz

Pflegende erheben sorgfältig, in welchen Bereichen pflegebedürftige Menschen Probleme aufweisen und richten ihre Angebote möglichst genau darauf aus.

1.4 Beteiligte Berufsgruppen und Bezugspersonen

Angehörige verschiedener Berufsgruppen sind an dem Angebot der Beschäftigung und Aktivierung beteiligt. Die Zusammensetzung des Teams ist von den Bedürfnissen der betreuten Personen abhängig. Pflegekräfte übernehmen in diesem Zusammenhang Angebote für die sie entweder qualifiziert sind (z. B. durch Weiterbildungen für Bewegungsübungen, Gedächtnistraining) oder die sich gut in den pflegerischen Alltag einfügen lassen.

In enger Abstimmung mit anderen Berufsgruppen entstehen Beschäftigungs-Programme, die den jeweiligen Bedürfnissen exakt angepasst sind.

1.4.1 Altentherapeuten

Altentherapeuten sind zuständig für die Organisation und Durchführung sozialer und therapeutischer Dienste in der Altenpflege. Größtes Aufgabenfeld ist die gerontopsychiatrische Behandlung und Betreuung z. B. in
- stationären Altenpflegeeinrichtungen,
- geriatrischen Kliniken und Abteilungen,
- Tagespflegestätten und -kliniken.

Altentherapeuten wirken an der Planung mit und leiten Aktivitäten und geragogische Angebote an.

1.4.2 Ergotherapeuten

Ergotherapeuten beraten und behandeln Menschen, die unter Einschränkungen der Motorik, der Sinnesorgane sowie der geistigen und psychischen Fähigkeiten leiden. Nach einem individuellen Behandlungsplan üben sie mit den Betroffenen Alltagskompetenzen ein. Dazu gehören Anziehtraining, Esstraining und der Umgang mit Hilfsmitteln (z. B. Gehwagen, Prothesen, Essbesteck). Ziel ist es, den Behandelten langfristig eine größtmögliche Selbstständigkeit bei der Alltagsbewältigung zu erhalten. Ergotherapie findet in Einzelsitzungen oder in kleinen Gruppen statt.

Ergotherapeuten leiten auch Gruppen mit allgemeiner definierten Zielen, z. B.:
- Gehirntraining (▶ Kap. 3.6)
- Kreatives Gestalten (▶ Kap. 3.10)

- Gymnastik (▶ Kap. 3.2)
- Tagesstrukturierung
- Alltagsbewältigung bei Demenz

1.4.3 Sozialpädagogen

Definition

Case-Management (*Fallmanagement*): Professionelles, auf den Einzelfall zugeschnittenes und ganzheitliches Verfahren zur Sicherung der Kontinuität pflegerischer Versorgung auch über Einrichtungsgrenzen hinweg sowie einer optimalen therapeutischen Versorgung.

Das Tätigkeitsfeld von **Sozialpädagogen** ist stark arbeitsfeld- und arbeitsplatzabhängig. Zentraler Auftrag ist es, für die Erhaltung der Selbstständigkeit, der Selbstbestimmung und für die Integration in die Gemeinschaft und Gesellschaft zu sorgen. Durch Beratungsarbeit und Einleitung von Maßnahmen unterstützen Sozialpädagogen pflegebedürftige Menschen im Sinne eines Case-Managements.

Neben Einzelbetreuungen wie persönliche Begleitungen, Krisenintervention ist Gruppenarbeit ein klassisches Arbeitsfeld von Sozialpädagogen, die mit der Pflege assoziiert sind.

Gruppenangebote können sein:
- Offene Gesprächs- und Themengruppen
- Organisation und Begleitung von Angehörigengruppen
- Kulturangebote (▶ Kap. 3.12, ▶ Kap. 3.14), Feste (▶ Kap. 3.4), Projektbegleitung, Gemeinwesenarbeit
- Gruppen zur Förderung der Kommunikation und der sozialen Integration
- Gehirntraining (▶ Kap. 3.6), Gymnastik (▶ Kap. 3.2), Unterhaltungs- und Spielenachmittage (▶ Kap. 3.13)
- Therapeutische Gruppen, z. B. Betreuungsgruppe für Menschen mit Demenz

1.4.4 Alltagsbegleiter

Alltagsbegleiter sind an der Nahtstelle zwischen Hauswirtschaft und Pflege in der sozialen Betreuung tätig. Sie arbeiten in kleinen Wohngruppen, Wohngemeinschaften oder Betreuungsgruppen, in denen ihre Kompetenzen zur Alltagsbewältigung mit Schwerpunkt Alltagsbegleitung gefragt sind.

Pflegende können sich mit Fortbildungen für dieses spezielle Berufsfeld qualifizieren. Alltagsbegleiter haben sich im Rahmen der zusätzlichen Betreuungsleistungen nach § 45 b, § 87 b SGB XI im Aufgabenfeld soziale

Betreuung bewährt und werden in der stationären und ambulanten Pflege eingesetzt. Sie übernehmen soziale Betreuung in Gruppen- oder in Einzelbetreuung.

Merke

Alltagsbegleiter helfen, die Betreuungsqualität zu verbessern. Sie organisieren den Haushalt einer Wohngruppe, kochen, betreuen, kommunizieren, aktivieren und begleiten die Bewohner im Alltag. Zu ihren Aufgaben gehören die Konzeption und Durchführung angemessener Aktivitäten.

1.4.5 Ehrenamtliche Helfer

Definition

Ehrenamtliche Dienste: Menschen, die ihre Zeit freiwillig und unentgeltlich für andere in einem organisatorischen Rahmen einsetzen.

In Zeiten knapper personeller und finanzieller Ressourcen ist die pflegerische Versorgung der Bevölkerung zunehmend auf **ehrenamtliche Helfer** angewiesen.
Die Pflegekassen fördern ehrenamtliche Arbeit, indem sie z. B. die dabei anfallenden Kosten in den Pflegesatzverhandlungen berücksichtigen.
Die Ausrichtungen der ehrenamtlichen Arbeit in der Versorgung pflegebedürftiger Menschen sind vielfältig. Sie lässt sich jedoch nicht als garantierter Bestandteil des Versorgungsmodells einplanen, da ehrenamtliche Mitarbeiter meist nur zeitlich begrenzt einsetzbar sind. Die Struktur dieses Engagements hat sich in den vergangenen Jahren deutlich verändert. Ehrenamtliche Mitarbeiter benötigen flexible Zeitkorridore und sind für eine langfristige Einzelaufgabe häufig nicht zu gewinnen. Die Organisation ehrenamtlicher Einsätze ist mit einem hohen Organisationsaufwand verbunden und bedarf fachlicher Begleitung. Diese Investition lohnt sich, weil diese Helfer die Angebote der sozialen Betreuung bereichern und pflegebedürftige Menschen stärker mit der Gesellschaft verbinden als professionell Pflegende es können.

Merke

Ehrenamtliche Arbeit benötigt klare Organisationsstrukturen und ein Konzept. Für sie sollte stets eine Fachkraft, z. B. ein Sozialpädagoge, als Ansprechpartner und Begleiter zur Verfügung stehen.

Menschen, die sich ehrenamtlich engagieren, möchten in der Regel selbstbestimmt tätig sein und keine unüberschaubaren Verpflichtungen eingehen. Sie suchen eine Betätigung, die sie auch für sich selbst als sinnvoll erleben.

Deshalb sollten sie neben der grundsätzlichen Bereitschaft, die Aufgaben zu übernehmen, folgende Voraussetzungen erfüllen:
- Psychische Stabilität
- Klare Erwartungen an die Tätigkeiten und den Gewinn, den sie selbst davon haben (z. B. Gefühl der Nützlichkeit, Anerkennung)
- Bereitschaft zur Fortbildung
- Kritikfähigkeit
- Toleranz, Geduld, Einfühlungsvermögen, Offenheit

Ein professioneller Koordinator übernimmt die Einsatzplanung und Begleitung der ehrenamtlichen Mitarbeiter. Er benötigt folgende Arbeitsgrundlagen:
- Bereitschaft zur partnerschaftlichen Kooperation von Professionellen und Freiwilligen nach dem Prinzip „Erfahrungswissen ergänzt Expertenwissen"
- Implementiertes Konzept zur Freiwilligenarbeit
- Unterstützung und Begleitung durch einen professionellen Mitarbeiter, der von der Einrichtung dafür (zumindest teilweise) freigestellt ist
- Schulungsangebote für ehrenamtliche Helfer, z. B. über Demenzerkrankungen
- Konkrete Absprachen über Zeitpläne und Aufgaben
- Schriftliche Vereinbarung mit Erklärung zur Verschwiegenheit
- Klärung haftungsrechtlicher Fragen, z. B. Abschluss einer Unfall- und Haftpflichtversicherung für ehrenamtliche Helfer
- Möglichkeiten der persönlichen und ideellen Anerkennung der Freiwilligenarbeit, z. B. durch Lob, gemeinsame Feiern, Geschenke, Auszeichnungen
- Anerkennung durch Öffentlichkeitsarbeit
- Aufwandsentschädigungen, z. B. Erstattung von Fahrtkosten
- Regelmäßige Treffen zur Reflektion der Arbeit

Für den Einsatz ehrenamtlicher Helfer sollten klare **Aufgabenprofile** formuliert und detailliert mit ihnen abgesprochen sein. Mögliche Einsatzgebiete sind:
- Besuchsdienste
- Einkaufsdienste
- Organisation von Kaffeenachmittagen
- Lese- und Erzählstunden
- Begleitung bei Spaziergängen und -fahrten (nach einer Einweisung in die Funktionen des Rollstuhls und nach der Einwilligung von Angehörigen bzw. Betreuern)
- Begleitung bei Festen (▶ Kap. 3.4) und Ausflügen (▶ Kap. 3.1)
- Veranstaltung von Gesellschaftsspielen (▶ Kap. 3.13), z. B. Schach, Mühle, Kartenspielen mit einzelnen Pflegebedürftigen oder Gruppen

- Längerfristige Projekte, z. B. Anlegen eines Kräuterbeets, hauswirtschaftliche Projekte (▶ Kap. 3.8)

1.4.6 Angehörige

Die Unterstützung durch Angehörige ist ein wesentlicher Bestandteil der sozialen Betreuung und Integration. Oft fühlen sich Angehörige den professionellen Einrichtungen des Gesundheitssystems ausgeliefert. Sie fühlen sich fremd und unsicher und sind mit Gefühlen der Überforderung und Schuld konfrontiert.

Wenn Pflegende die Angehörigen in die Arbeit einbeziehen, kann dies eine Entlastung und Bereicherung für alle Beteiligten bedeuten. Die Zusammenarbeit sollte auf ein Gleichgewicht zwischen Geben und Nehmen gerichtet sein, sodass Angehörige durch Erwartungen von professionell Pflegenden nicht überfordert sind. Es gibt eine Reihe von Aktivitäten, die gemeinsam mit den Angehörigen durchgeführt werden können, z. B.

- Feste (▶ Kap. 3.4) und Begleitung bei Ausflügen (▶ Kap. 3.1)
- Aktionen, z. B. Frühstücke, Brunchs, Kaffeenachmittage
- Veranstaltungen, z. B. Gottesdienste, Film- und Musiknachmittage, Diavorträge, Kreativnachmittage (▶ Kap. 3.10)
- Anlegen einer Sammlung mit Fotos, biografisch bedeutenden Gegenständen
- Einzelaktivitäten
- Pflege- und Betreuungsplanung

Merke

Angehörige können wichtige Beiträge zur Informationssammlung und Biografiearbeit (▶ Kap. 3.3) liefern. Sie geben Auskunft über Gewohnheiten, Vorlieben, Interessen und Fähigkeiten ihrer Familienmitglieder.

2 Planung von Beschäftigungsangeboten

Definition

10-W-Fragen: Wer soll **Was, Wann** mit **Wem, Wo, Wie, Womit, Warum, Wozu** tun. **Wie** war die Veranstaltung?

Pflegende planen Aktivierungs- und Beschäftigungsangebote sorgfältig und berücksichtigen dabei die Fähigkeiten, Interessen und das Befinden der pflegebedürftigen Menschen.

Hilfreich ist es, die wissenschaftlichen Erkenntnisse der Didaktik zu nutzen, um die Struktur, den Inhalt und die Bedingungen der Angebote festzulegen. Pflegende können die Planungsarbeit mithilfe der **10-W-Fragen** vereinfachen und strukturieren (▶ Tab. 2.1).

2.1 Schritte der Planung

Eine Veranstaltung sollte in vier Schritten vorbereitet und durchgeführt werden (siehe unten):
- Grundsätzliche Überlegungen (Planung und Zielbeschreibung)
- Vorbereitung
- Durchführung
- Reflexion

Tab. 2.1 Mustertabelle mit 10-W-Fragen für die Planung von Veranstaltungen.

10-W-Fragen	Auskunft über	Beispiele
Wer?	Beteiligte Brufsgruppen	Krankenpfleger, Altenpfleger, Sozialpädagogen, Ergotherapeuten, Alltagsbegleiter, Geragogen
Was?	Thema, Inhalt	Gehirntraining, Reisebericht, Adventfeier, Ernährung
Wann?	Zeit	Datum, Uhrzeit, Zeitspanne, offenes Ende, nachmittags, vormittags, Wochenende
Mit wem?	Teilnehmer	Pflegebedürftige Menschen (ggf. Gruppe mit speziellen Interessen/Bedürfnissen), Angehörige, Stadtteilbewohner, alle Interessierten

Tab. 2.1 Mustertabelle mit 10-W-Fragen für die Planung von Veranstaltungen. *(Forts.)*

10-W-Fragen	Auskunft über	Beispiele
Wo?	Ort	Gruppenraum, Gemeinderaum, Cafeteria, Speiseraum, Zimmer
Wie?	Methode	Gruppenarbeit, Partnerarbeit, Einzelarbeit, Gespräch, Vortrag, Selbsterfahrung, kreativer Ausdruck, Spiel, Bewegungsübungen, Wahrnehmungsübungen, Training durch Vormachen und Nachmachen
Womit?	Hilfsmittel	Gymnastikgeräte, Malutensilien, Fotos, Schreibmaterialien, Dia-Gerät, Flipchart, Wandtafel, Wortkarten, themenbezogene Gegenstände, Erinnerungskoffer
Warum?	Ziele	Orientierungsfähigkeit, soziale Integration, Information, Tagesstruktur, Ausdrucksfähigkeit, kognitive Funktionen trainieren, Beweglichkeit, Unterhaltung
Wozu?	Organisation	Tagesstruktur geben, Selbstständigkeit erhalten, Mobilität erhalten
Wie war es?	Erfolg des Angebots	Richtige Zielgruppe? Interessantes Thema? Teilnahme? Interesse? Richtige Methoden? Rahmenbedingungen? Verbesserungen? Kritik?

2.1.1 Grundsätzliche Überlegungen

Die Fragen nach dem **Wer, Was,** mit **Wem** und **Warum** bilden zentrale Aspekte in der Vorbereitungsphase. Dazu gehören:
- Analyse und Festlegung der Zielgruppe und der Inhalte, die angeboten werden sollen,
- Überlegungen, wer die Veranstaltung durchführt,
- Überprüfung der finanziellen Ressourcen und Kalkulation der Kosten (Welche Kosten entstehen und wer übernimmt sie?).

Je gründlicher diese Überlegungen ausfallen, desto erfolgreicher verspricht das Angebot zu werden.

2.1.2 Vorbereitung

In der Vorbereitungsphase geht es um die didaktische und methodische Planung des Angebots mit den Fragen **Was**, **Wo** und **Wie** etwas vermittelt werden soll. Damit legen Pflegende fest:
- Inhalte
- Zeitplan
- Methodisches Vorgehen
- Benötigte Materialien und Medien
- Rahmenbedingungen

Zeitplanung
- Häufigkeit, Dauer, Tag und Stunde des Angebots bestimmen.
- Den für die Zielgruppe geeigneten zeitlichen Rahmen festlegen. Für Angebote, die Konzentration benötigen, z. B. Gehirntraining, sind eher die Vormittagsstunden, für gesellige Angebote wie Singen oder Kaffeetrinken eher der Nachmittag und der frühe Abend geeignet.
- Mahlzeiten und Abläufe anderer Funktionsbereiche in der Einrichtung sind zu berücksichtigen.
- Pausen und Getränkeversorgung einplanen.

Methodisches Vorgehen
- Methoden wählen, die möglichst viele didaktische Dimensionen einbeziehen.
- Das Angebot in drei Phasen gliedern.
- Grundsätze wie „Vom Bekannten zum Unbekannten" und vom „Leichten zum Schwierigen" berücksichtigen.
- Einen thematischen Schwerpunkt festlegen, er vermittelt Orientierung und Sicherheit.
- Bei der Planung die Lebenswelt und die Biografie der Teilnehmer berücksichtigen.

Auswahl der Medien und Materialien
- Welche Materialien und Medien werden benötigt?
- Kostenvoranschläge einholen und mit Entscheidungsträgern absprechen.
- Die Auswahl der Materialien an den didaktischen Dimensionen orientieren, z. B. Flip-Chart, Beamer, Wandtafel, Wandzeitung, Diaprojektor, Lautsprecher, Karten, Großschriftdrucke, Stifte und Schreibpapier, Hilfsmittel wie Griffverstärker, Erinnerungskoffer und Alltagsgegenstände.

Veranstaltungsraum

Wichtige Voraussetzung ist ein Raum, der für die Zielgruppe und das geplante Angebot geeignet ist. Ein angenehmes Ambiente fördert die Motivation. Der Raum sollte
- für die geplante Dauer einer Veranstaltung zur Verfügung stehen, gut beleuchtet, beheizt und belüftet sein,
- für kleine Veranstaltungen (z. B. eine Erinnerungsgruppe) gemütlich sein, für eine Gymnastikgruppe benötigt man Platz und Stühle ohne Armlehne, für die Kreativgruppe muss der Raum gut zu reinigen sein,
- über einen Telefonanschluss in greifbarer Nähe verfügen,
- nicht allzu weit von einer Toilette entfernt liegen,
- für Rollstuhlbenutzer geeignet (barrierefrei) sein.

Sitzordnung

Je nach Angebot und Teilnahme ist die Sitzordnung vorher zu planen:
- Wie viele Personen sind zu erwarten?
- Wer möchte evtl. neben wem sitzen?
- Gibt es genügend Platz für Rollstuhlfahrer?
- Soll die Sitzordnung offen gelassen oder vorgegeben sein?

Ankündigung der Veranstaltung

Die Veranstaltung sollte angemessen angekündigt werden, sodass die Zielgruppe sich darauf einstellen kann. Mögliche Informationswege sind:
- Zeitungsartikel
- Gemeindeblatt
- Aushänge (in Großschrift)
- Rundschreiben
- Schriftliche Einladungen
- Persönliche Ansprache

2.1.3 Durchführung

Die **Durchführung** orientiert sich an dem Handlungsrahmen, der während der Planung festgelegt wurde, lässt jedoch genügend Spielraum für Spontanität und Neues. So können die Leiter des jeweiligen Angebots unmittelbar auf aktuell geäußerte Wünsche der Teilnehmer eingehen.
Pflegende strukturieren Gruppenangebote am besten nach dem **Drei-Phasen-Modell.**

Aufwärmphase

Die **Aufwärmphase** bildet die Kennenlernphase, in der die Teilnehmer einen ersten Kontakt zu anderen Gruppenmitgliedern aufnehmen und Inhalte und Methoden vorgestellt bekommen. Diese Phase dient der Orientierung der Teilnehmer und vermittelt Sicherheit. Bestandteile können sein:

- Vorstellung der Gruppenleitung
- Vorstellung der Teilnehmer
- Kennenlernspiele
- Aufwärmübungen
- Vorstellung des Themas
- Hinweise auf den Verlauf
- Erhebung von Erwartungen und Befürchtungen (z. B. auf einer Wandtafel)
- Gespräch über alltägliche Dinge (v. a. in kleineren Gruppen, z. B. in der Gehirntrainingsgruppe)
- Begrüßungsritual, z. B. ein Lied

In neu zusammengesetzten Gruppen oder bei Teilnehmern, die zum ersten Mal dabei sind, tritt oft Unsicherheit auf, wenn sie nicht wissen, was auf sie zukommt. Deswegen geben Pflegende zu Beginn eines Gruppenangebots stets Hinweise auf Verlauf, Methoden und Ziele. Es kann auch hilfreich sein, Erwartungen und Befürchtungen direkt anzusprechen.

--- **Merke** ---

Vom Gelingen der Aufwärmphase hängt der Verlauf des gesamten Angebots ab.

Aktivitätsphase

Der Aufwärmphase folgt die **Aktivitätsphase,** die je nach Thema, Gruppengröße und Leistungsfähigkeit der Teilnehmer bis zu 60 Minuten dauert. Diese Phase umfasst die Auseinandersetzung mit dem Thema bzw. die Ausführung der geplanten Aktivität. Pflegende wenden ein möglichst breites Spektrum von Methoden an, um möglichst alle Sinne der Teilnehmer anzusprechen. Die Aktivitätsphase klingt langsam aus.

--- **Merke** ---

Trotz sorgfältiger Planung kann es zu Lücken im Ablauf kommen. Es ist daher sinnvoll, kleine Zwischenaktivitäten bereitzuhalten, die zum Thema und der Gruppe passen. Sie sind während der Planungsphase vorzubereiten, z. B. Singen, Gedichte, Witze, Fingerspiele oder Handgymnastik.

Ausklangphase

Die **Ausklangphase** leitet den Abschluss der Veranstaltung ein. Dazu gehören z. B.:
- Gespräch zum vorangegangenen Thema
- Gedicht oder Lied zum vorangegangenen Thema
- Ergebnissicherung, z. B. die gefertigten Arbeiten erneut zeigen
- Resümee

- Wünsche und Verbesserungsvorschläge
- Hinweise auf die nächste Gruppenstunde
- Schriftliche Auswertung
- Ausblicke auf die Zukunft
- Abschiedsritual, z. B. ein Lied singen oder die Hände reichen

2.1.4 Reflexion

Die **Reflexion** bezeichnet das Nachdenken über Planung, Durchführung und Erfolg einer Veranstaltung. Sie erfordert Kritikfähigkeit des Gruppenleiters und führt im günstigsten Fall dazu, dass künftige Veranstaltungen noch genauer auf die Bedürfnisse der Teilnehmer ausgerichtet sind. Es handelt sich also um eine qualitätssichernde Maßnahme.
Empfehlenswert ist eine
- gemeinsame Nachbesinnung mit Kollegen,
- zeitnahe Reflexion (möglichst am gleichen Tag),
- Verwendung einer Checkliste (▶ Tab. 2.2),
- Berücksichtigung der Beurteilung durch Teilnehmer,
- schriftliche Fixierung der Reflexions-Ergebnisse.

Tab. 2.2 Eine Checkliste gibt der kritschen Beurteilung einer Veranstaltung Struktur.

Checkliste für die Reflexion

Eingangs- und Rahmenbedingungen

- War ich als Anleiter gut vorbereitet? Was könnte ich verändern?
- Wurden die Bedürfnisse und Interessen der Teilnehmer angesprochen und berücksichtigt?
- Wurde das Erleben und die Erfahrungen der Teilnehmer einbezogen?
- Wurde die Belastbarkeit der Teilnehmer angemessen berücksichtigt?
- Wurde Motivation aufgebaut und gehalten?
- Wie war die Atmosphäre während des Angebots?
- Waren die räumlichen Bedingungen in Ordnung? Was muss ggf. verändert werden?
- Waren die materiellen Bedingungen in Ordnung? Was muss ggf. verändert werden?

Didaktische Analyse

- Wurden die Themen und Inhalte richtig dargestellt und bearbeitet?
- Wurden die Schwerpunkte richtig gewählt?
- Wurden Zusammenhänge deutlich gemacht?
- Welche Themen haben gefehlt oder waren überflüssig?
- Wurden alle didaktischen Dimensionen angesprochen?
- Waren die Lernziele richtig gewählt und umsetzbar?
- Welche Ziele fehlten oder waren überflüssig?

Tab. 2.2 Eine Checkliste gibt der kritschen Beurteilung einer Veranstaltung Struktur. *(Forts.)*
Checkliste für die Reflexion
Methodische Analyse
• War die Zeit richtig geplant? • Waren die Aktivitäten richtig geplant und durchgeführt? • Wurden die Vermittlungsformen gewechselt? • Wurden die Sozialformen gewechselt? • Waren die Medien richtig gewählt? Wurden verschiedene Medien benutzt? • Waren die Methoden richtig gewählt? Wurden sie gewechselt? • Wurden die Ergebnisse angemessen kontrolliert? • Ist die Verlaufsplanung zu verändern?

2.2 Motivation zu Aktivitäten

Definition

Motive (lat. movere *bewegen*): Innere oder äußere Kräfte, die menschliches Verhalten anregen, in Gang halten und in eine Richtung bewegen. Dazu zählen Instinkte, Bedürfnisse, Triebe, innere oder äußere Reize und Erwartungen.
Motivation: Bezeichnung für die Summe jener Motive, die bestimmtem Verhalten oder Handlungen vorausgehen und sie leitend sowie fördernd beeinflussen.

Der **Motivationsprozess** verläuft in drei Phasen:
- **Aktivitätsanregung.** Ein Mangelzustand wie Durst löst eine Aktivität oder ein Verhalten aus, z. B. das Greifen nach der Getränkeflasche oder dem Trinkglas.
- **Zielgerichtetheit.** Die Aktivität ist auf die Erfüllung des Bedürfnisses ausgerichtet. Ziel ist die Beseitigung des Durstes. Dazu legt der Handelnde den Ablauf seiner Aktivitäten fest: Flasche aufdrehen, Getränk in ein Glas einschenken, trinken.
- **Befriedigung.** Ist das Ziel erreicht, nämlich der Durst gelöscht, ist das Bedürfnis befriedigt. Es ist ein Gleichgewicht entstanden, Lustgefühle haben Unlustgefühle ersetzt. Bleibt ein Bedürfnis unbefriedigt, entstehen Frustration und Unwohlsein.

Motivationsarbeit ist eine wichtige Aufgabe von Pflegenden, die Aktivitätsangebote leiten (▶ Abb. 2.1).

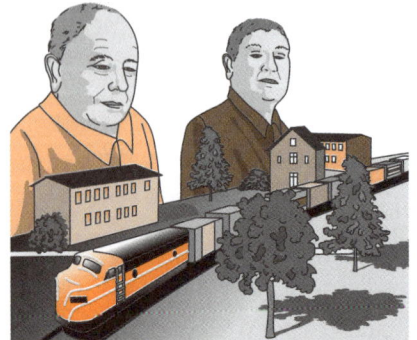

Abb. 2.1 Die Geschlechterrolle kann auch ein Motiv sein, sich für Beschäftigungen zu interessieren. Viele Männer sind begeisterte Modelleisenbahner und lassen sich zu diesem Thema gern motivieren. [L138]

> **ACHTUNG**
> Pflegende hüten sich, bei der Motivationsarbeit übersteigerte Ziele zu setzen, weil sie die Motivation mindern. Es ist sinnvoller, Ziele anzustreben, die realistisch sind und Erfolge vermitteln. Außerdem beachten Pflegende auch das Bedürfnis nach Ruhe und Nichtstun.

Methoden der Motivationsarbeit

Die geeignete Form der Motivationsarbeit hängt von den Bedürfnissen des pflegebedürftigen Menschen ab. Die Ergebnisse sind umso besser, je größer der Gewinn ist, den er von einer Aktivität erwarten kann.

Bestandteile von Motivationsarbeit können sein.

- Vertrauensbeziehung aufbauen
- Informationen anbieten
- Mehrmalige motivierende Besuche
- Begleitung zu einer Gruppe anbieten
- Einzelbetreuung, einfühlende Gespräche anbieten
- Ressourcen aufdecken und ansprechen
- Biografische Hintergründe beachten
- Erreichbare Ziele setzen
- Ziele vom alten Menschen bestimmen lassen
- Neugier und Interesse wecken
- Erfolgserlebnisse schaffen, positive Rückmeldungen geben
- Methodenvielfalt und Abwechslung bieten
- Kontakte zu Menschen mit gleichen Interessen herstellen
- Anbindung an soziale Gruppe fördern

3 Beschäftigungsangebote

3.1 Ausflüge

Für manche Menschen sind **Ausflüge** und Reisen etwas Gewohntes, andere haben sich nie weit von ihrem Zuhause entfernt und empfinden Befürchtungen bei der Vorstellung, sich in ungewohnter Umgebung zu bewegen. Trotzdem sind gelungene Reisen und Ausflüge Höhepunkte im Alltag und bieten den Teilnehmern über eine längere Zeit Erzählstoff und Erinnerungen.

3.1.1 Grundsätzliche Überlegungen

Ausflüge und Reisen erfüllen einen Bildungsauftrag und bieten pflegebedürftigen Menschen Abwechslung vom Alltag. Auch viele Menschen mit erheblichen körperlichen Einschränkungen würden gern Ausflüge unternehmen, befürchten jedoch unüberwindbare Schwierigkeiten. Pflegende berücksichtigen bei entsprechenden Projekten die körperlichen, gesundheitlichen und altersbedingten Einschränkungen sowie die Bedürfnisse der Zielgruppe.

Der Nutzen von Ausflügen und Reisen hängt von den Teilnehmern ab, grundsätzlich besteht er aber aus:
- Abwechslung vom Alltagsleben
- Anregungen durch neue Impulse, z. B. das Erleben von Sehenswürdigkeiten
- Erholung und Entspannung
- Förderung von Kontakten und Kommunikation, Gruppenbildung
- Verbesserung der Lebensqualität
- Erweiterung des Erinnerungsschatzes

Zielgruppe

Die Reisebranche bietet Urlaubs- und Ausflugsmöglichkeiten für nahezu jeden Geschmack. Darunter befinden sich auch barrierefreie Angebote, die für Menschen mit Einschränkungen am geeignetsten scheinen. Wenn Pflegende eine möglichst homogene Gruppe von Teilnehmern zusammenstellen, sind kognitive und körperliche Einschränkungen kaum jemals ein Ausschlusskriterium, sodass für alle Bedürfnisse geeignete Reiseziele zu finden sind. Allenfalls Menschen mit einer extrem fortgeschrittenen Demenz sind nicht in der Lage, einen Nutzen aus Reisen zu ziehen.

Merke

Nur durch eine auf die Zielgruppe abgestimmte Planung und Organisation kann ein Ausflug oder eine Reise zu einer gelungenen Unternehmung werden. Deshalb ist es wichtig, die gesundheitlichen Voraussetzungen, Einschränkungen und die Leistungsfähigkeit der Teilnehmer zu kennen (Biografiearbeit ▶ Kap. 3.3).

3.1.2 Vorbereitung

Um die Fähigkeiten und Einschränkungen und die damit verbundenen Probleme richtig einschätzen zu können, sollten professionell Pflegende die Planung von Ausflügen und Reisen übernehmen. Eine Checkliste (▶ Tab. 3.1) hilft, alle wichtigen Aspekte zu berücksichtigen.

Tab. 3.1 Eine Checkliste erleichtert die Organisation von Reisen und Ausflügen.

Checkliste zur Planung von Reisen/Ausflügen
Für welche Zielgruppe ist die Reise geplant?
Welche Einschränkungen, Fähigkeiten und Ressourcen bestehen bei den Teilnehmern?
Welche Reiseziele stehen zur Auswahl?
Ist das Reiseziel attraktiv für die Teilnehmer, lässt es sich mit den vorhandenen körperlichen Einschränkungen bewältigen?
Welche Unterkünfte stehen zur Verfügung? Sind behindertengerechte Sanitäranlagen vorhanden? Sind die Gehwege sicher? Ist das Reiseziel barrierefrei?
Können behinderte Personen gut integriert werden?
Welche Begleitpersonen sind notwendig (professionelle Begleitung durch Fachpersonal, z. B. Sozialpädagogen, Pflegekräfte, Ehrenamtliche sowie Angehörige)?
Wer übernimmt die Funktion eines Koordinators, der für die gesamte Planung verantwortlich ist?
Welche Aufgaben können an wen delegiert werden?
Auf welche Gesundheits- und Mobilitätseinschränkungen, Diäten, Medikamentenverabreichung muss Rücksicht genommen werden?
Wer kann fachliche Hilfe bei gesundheitlichen Zwischenfällen leisten (Pflegekräfte, Notfallärzte, diensthabende Ärzte)?

Tab. 3.1 Eine Checkliste erleichtert die Organisation von Reisen und Ausflügen. *(Forts.)*

Checkliste zur Planung von Reisen/Ausflügen

Dauermedikamente, Bedarfsmedikation und Notfallmedikation, ebenso RR-Gerät, Blutzuckertest und alle persönlichen Hilfsmittel (z. B. Inkontinenzversorgungsmaterialien, Hörgeräte, Brillen, Gehhilfen) mitnehmen. Persönliche Hilfsmittel mit Namen kennzeichnen. Medikamente in transportsichere Dispensern einordnen (Wochenbox). Diabetiker-, Schrittmacher-, Blutgerinnungs- und Allergieausweise mitnehmen.

Behindertengerechten Transfer organisieren (z. B. Bus mit breiten Türen, Einstiegshilfen oder ausfahrbaren Treppen, Kleinbus für Rollstuhlfahrer). Bus vorher besichtigen. Keine Nachtfahrten planen.

Kurze, der Reisegruppe angemessene Fahrtzeiten planen. Vorher erfragen, ob alle Teilnehmer Busfahren vertragen oder ob Reisekrankheit besteht (mit Hausarzt abklären).

Tagesstruktur festlegen, dabei Freiräume für spontane Aktivitäten lassen und ausreichende Ruhe- und Erholungspausen einplanen.

Möglichkeiten eines bedarfsgerechten Programms?

Finanzen klären: Individuelle Bezahlung, Förderung durch Einrichtungsträger, Spenden, Unterstützung durch Sozialhilfeträger?

Dokumentation sichern, Dokumentationssystem mitnehmen, Tagebuch und Tagesplan führen; Telefonnummern von Angehörigen und Betreuern mitführen.

Rechtliche Angelegenheiten klären, z. B. Haftpflicht- und Reiserücktrittsversicherung für die Teilnehmer; Haftpflicht- und Unfallversicherung für Angehörige und ehrenamtliche Helfer.

Merke

Die planende Pflegekraft sollte das Reise- oder Ausflugsziel unbedingt vorher besichtigen. Auch Ausflugsziele, die sich als barrierefrei bezeichnen, müssen nicht zwangsläufig für alle Reisenden geeignet sein.

3.1.3 Tipps für die Durchführung

Tagesausflüge

Viele teilstationäre Einrichtungen, ambulante Dienste oder stationäre Einrichtungen bieten **Tagesausflüge** an. Zielgruppe sind pflegebedürftige Menschen, auf deren Möglichkeiten und Bedürfnisse besondere Rücksicht zu nehmen ist. Auch andere Organisationen, z. B. Kommunen, Ver-

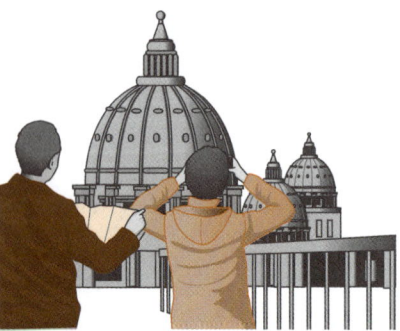

Abb. 3.1 Sehenswürdigkeiten sind geeignete Ziele für Tagesausflüge. [L138]

eine, Altenclubs und Kirchengemeinden haben solche Ausflüge in ihren Programmen.

Mögliche Ausflugsziele
- Theater und Museen
- Kulturelle Veranstaltungen
- Sehenswürdigkeiten in der Umgebung (▶ Abb. 3.1)
- Ausflüge zu benachbarten Orten mit Stadtbummel
- Besuch eines Landgasthauses in der Region
- Dampfer- und Schifffahrten auf Flüssen und Seen der Region
- Ausflug in die Region mit einem Mittagessen

Merke
Ein Ausflug endet nicht mit der Rückkehr der Teilnehmer. Eine Nachbesprechung oder ein Erinnerungsnachmittag, bei dem die Teilnehmer Fotos, Dias und Video anschauen, regen den Austausch an und sind auch als Rückmeldung für den Koordinator wichtig (▶ Kap. 2.1.4).

Kurzreisen
Viele Reiseveranstalter, Kommunen, Kirchengemeinden und Vereine bieten **Kurzreisen** an. Pflegeeinrichtungen können diese Programme auch selbst organisieren. Oft ist dies die bessere Alternative, weil die Reise dann exakt an die Bedürfnisse der Teilnehmer angepasst ist.

Die Finanzierung kann von den Teilnehmern selbst, durch Spenden, Zuschüsse der Pflegeeinrichtung oder des Sozialhilfeträgers sichergestellt werden. Es ist empfehlenswert, die Reiseplanung mit einem Finanzierungskonzept abzugleichen.

ACHTUNG
Wenn Pflegende beabsichtigen, das Angebot eines kommerziellen Veranstalters wahrzunehmen, prüfen sie genau, ob es alle für die Zielgruppe wichtigen Kriterien einhält.

Wichtig ist eine auf die Bedürfnisse der Gruppe ausgelegte Übernachtungsmöglichkeit. Bildungs- und Seminarhäuser sowie manche Feriendörfer sind häufig gut geeignet für Behinderte und für Gruppen. Zudem sind sie meist preisgünstig.

Auswahl geeigneter Urlaubsorte
Mit der Auswahl des Ortes und der Unterkunft steht und fällt ein Urlaub. Folgende Kriterien sind wichtig bei der Suche nach einer geeigneten Unterkunft:
- Mit einem Bus gut erreichbares Haus
- Angenehme und schöne Umgebung des Hauses mit Sitzmöglichkeiten in der nahen Umgebung
- Behinderten- und rollstuhlgerechte Wege, Eingänge, Speise- und Sanitärräume (Barrierefreiheit)
- Bedürfnisorientierte Zimmerausstattung (getrennte Betten in Doppelzimmern, bequeme Sitzecken)
- Gruppenräume
- Kooperationsbereitschaft der Gastgeber
- Überzeugender Service, z. B. Gepäckservice, Mineralwasser auf den Zimmern, Nichtraucherräume
- Auf die Fähigkeiten der Teilnehmer abgestimmtes Reiseprogramm, z. B. Ruhe- und Erholungspausen, keine langen Wege, keine sehr langen Fahrten, keine Nachtfahrten, kleine kulturelle Programme
- Interessante Gruppenangebote, z. B. Gymnastik, Tanz, Musik und Spiel (zumindest die entsprechenden Räume sollten vorhanden sein, damit die Begleitpersonen solche Programme selbst anbieten können)
- Bedarfsorientierte Speiseauswahl, z. B. Halb- oder Vollpension, vegetarische Kost, Schonkost, passierte und breiige Kost

LESE- UND SURFTIPP
Deutscher Hotel- und Gaststättenverband (*DEHOGA*): www.dehoga-bundesverband.de/fileadmin/Inhaltsbilder/Branchenthemen/Barrierefreiheit/BKB_Handbuch_barrierefrei_komplett.pdf (Handbuch für barrierefreien Tourismus)

ACHTUNG
Wenn Menschen mit Demenz an der Reise teilnehmen, vorher die Kooperationsbereitschaft der Gastgeber sicherstellen und über Besonderheiten der Teilnehmer informieren.

Längere Reisen

Längere Reisen (z. B. zwei Wochen) sind auch für behinderte und pflegebedürftige Menschen möglich. Im Gegensatz zu Ausflügen und Kurzreisen erfordern längere Reisen aber überwiegend eine Eigenfinanzierung. Der Personalaufwand ist meist sehr kostenintensiv.

Eine Ausnahme besteht für technikabhängige Menschen (z. B. im Rahmen der Heimbeatmung), die von den Kranken- und Pflegekassen eine 24-Stunden-Betreuung genehmigt bekommen haben. In diesen Fällen ist die tägliche Pflegeleistung abgedeckt und meist steht den Betroffenen auch ein Urlaub zu, dessen Kosten ebenfalls von den Versicherungsträgern übernommen werden können.

Merke

Hilfe- und pflegebedürftige Menschen sollten nur einzeln oder maximal in Kleingruppen bis zu ca. 14 Personen längere Urlaubsfahrten antreten. Großgruppen erschweren eine individuelle Betreuung und die Entstehung eines starken Gemeinschaftgefühls.

Reiseangebote

Längere Reisen ermöglichen es den Teilnehmern, in aller Ruhe auszuspannen, andere Orte und Landschaften kennenzulernen, körperliche und seelische Kraftquellen zu erschließen und Gemeinschaft in einem neuen Umfeld zu erleben.

Viele pflegende Angehörige verzichten auf einen Urlaub, weil sie das pflegebedürftige Familienmitglied nicht allein lassen wollen. Solche Pflegesituationen sind sehr kräftezehrend und führen mitunter zu psychischen Schäden. Eine gemeinsame Reise mit Angehörigen kann diese ungünstige Entwicklung durchbrechen und neue Ressourcen schaffen.

Reiseanbieter, Wohlfahrts- und Sozialverbände sowie Selbsthilfeorganisationen bieten längere Reisen an. Das Programm lässt sich jedoch auch selbstständig organisieren. Besonders geeignet sind behindertengerechte Feriendörfer, Familienbildungsstätten und spezialisierte Pensionen. Zu den kommerziellen Angeboten zählen:

- Kur- und Erholungsreisen für Pflegebedürftige
- Haus-zu-Haus-Reisen
- Aktiv- und Erlebnisreisen
- Angehörigenreisen
- Reiseprogramme für Herz-Kreislauf-Patienten
- Angehörigenreisen mit Tagesbetreuung oder Kurzzeitpflege

LESE- UND SURFTIPP

Reiseträume Reisen für Menschen mit und ohne Handicap:
www.reisen-ohne-barrieren.eu

Sozialtherapeutische Erlebnisreisen e.V.: www.erholungshilfe.de
VdK Reisedienst e.V.: www.vdk-reisedienst.de

3.2 Bewegung

--- **Definition** ---

Mobilität: Fähigkeit zur eigenständigen Verlagerung des Körpers und seiner Teile.

Mobilität – und damit auch sportliche Aktivität – ist für die Lebensqualität, die möglichst selbstständige Lebensführung sowie den Erhalt der Alltagskompetenzen von großer Bedeutung. Durch Mobilität ist der Mensch in der Lage, in Kontakt zu seiner Umwelt und seinen Mitmenschen zu treten, seinen Interessen nachzugehen und seine Bedürfnisse zu erfüllen. Bewegungsförderung und Gymnastik beugen einem Mobilitätsverlust vor. Sie wirken aber nur sinnvoll, wenn sie an die Fähigkeiten und Einschränkungen pflegebedürftiger Menschen angepasst sind.

Im Folgenden sind Bewegungs- und Gymnastikübungen vorgestellt, die durch fachliche Betreuer oder Übungsleiter angeboten werden können.

3.2.1 Grundsätzliche Überlegungen

Bewegung ist ein elementares Bedürfnis. Beweglichkeit ermöglicht Mobilität und ist die Voraussetzung für alle Lebensaktivitäten und für eine eigenständige und selbstbestimmte Lebensführung. Eine Einschränkung der Beweglichkeit bedeutet immer auch eine Einbuße der Lebensqualität. Sie hat immer Auswirkungen auf alle anderen Lebens- und Bedürfnisbereiche und steht in Wechselbeziehung zu ihnen.

Deshalb ist dieses Thema eine der wichtigsten Aufgaben in der pflegerischen Versorgung. Bewegung berührt – mehr oder weniger deutlich – alle anderen Lebensaktivitäten des Menschen. Pflegeverrichtungen selbst sind ohne Bewegung nicht denkbar. Aus diesem Grund nimmt das Kapitel Bewegung einen zentralen Platz im Zusammenhang mit Beschäftigung und Aktivität ein.

Menschen empfinden Mobilitätseinschränkungen als existenzielle Bedrohung, sie lösen Unsicherheiten und Ängste aus. Manche Krankheiten gehen mit Veränderungen in diesem Bereich einher, die der Betroffene zunächst nicht wahrnimmt, verharmlost oder verleugnet. Umso wichtiger ist es, alle Möglichkeiten und Präventivmaßnahmen zum Mobilitätserhalt so früh wie möglich einzusetzen.

Bewegungseinschränkungen sind ein Risikofaktor für viele Erkrankungen und können körperlich, seelisch und sozial schwerwiegende Folgen haben (▶ Tab. 3.2).

Tab. 3.2 Bewegungseinschränkungen ziehen körperliche, seelische und soziale Einschränkungen nach sich.

Folgen von Bewegungseinschränkungen		
Körperlich	Seelisch	Sozial
• Abnahme der Kraft • Haltungsschäden • Kontrakturen • Dekubitus • Thrombosegefahr • Atembeschwerden • Pneumonie • Sturzgefährdung • Immobilität • Schmerzen	• Unsicherheit • Selbstwertverlust • Verlust von Lebensfreude • Depression • Suizidgedanken • Verlust von Alltagskompetenzen • Hilfebedürftigkeit • Wahrnehmungseinschränkungen • Mangelnde Reize • Verlust von Lebensqualität	• Sozialer Rückzug • Kommunikationsstörungen • Einsamkeit • Soziale Isolation • Identitätsverlust • Rollenverlust

Bewegungsmangel lässt körperliche, seelische, geistige und soziale Fähigkeiten verkümmern. Gezielte Gymnastik kann den Bewegungsraum erhalten oder gar vergrößern. Dies erfordert jedoch, das angemessene Bewegungsprogramm regelmäßig zu absolvieren. Punktuelle Überlastung würde Schäden hervorrufen. Deshalb geht es darum, exakt das Maß an Bewegung zu verwirklichen, das die Körperfunktionen optimal fordert und hilft, die Leistungsfähigkeit zu erhalten. Bewegungsübungen haben folgende übergeordneten Ziele:
- Erhalt und Stärkung der Muskulatur
- Erhalt und Förderung der Beweglichkeit von Gelenken und Wirbelsäule
- Erhalt und Kräftigung der Sehnen und Bänder
- Förderung von Bewegungssicherheit und Aktionsradius
- Erhalt und Förderung der Feinmotorik (v. a. Hände, Finger)
- Schulung von Gleichgewicht, Koordination und Reaktionsvermögen
- Verbesserung der Herz- und Kreislaufsituation, der Atmung und der Stoffwechseltätigkeit
- Verbesserung der Körperwahrnehmung
- Stärkung von Selbstwert und Selbstvertrauen
- Akzeptanz und positive Einstellung zum eigenen Alterungsprozess

- Förderung von Lebensfreude und Spaß, Steigerung des Wohlbefindens
- Förderung der Kommunikation und des Erlebens von Gemeinschaft

Merke

Pflegerische Bewegungsangebote sind keine Physiotherapie, die ärztlich zu verordnen ist und gezielte Methoden zur Behandlung von Erkrankungen des Bewegungsapparates umfasst. Der pflegerische Ansatz richtet sich auf den Erhalt vorhandener Fähigkeiten im Sinne einer Prävention. Physiotherapie und pflegerische Bewegungsangebote schließen sich aber nicht aus, sondern können sich gut ergänzen und gegenseitig unterstützen. Bei pflegebedürftigen Menschen mit therapiepflichtigen Bewegungseinschränkungen stimmen Pflegekräfte das angebotene Bewegungsprogramm mit dem Arzt und Physiotherapeuten ab.

Zielgruppe

Motivation zur Bewegung wirkt grundsätzlich günstig auf alle pflegebedürftigen Menschen.
Die Übungen nehmen Rücksicht auf krankheitsbedingte Einschränkungen, vermeiden Überforderung und einseitige Belastungen und sind für gemischt geschlechtliche Gruppen, für Geübte und Ungeübte, gesunde und gesundheitseingeschränkte Teilnehmer geeignet.

Merke

Auch Menschen mit Demenz bewegen sich sehr gerne und lassen sich je nach Persönlichkeit, Gewohnheiten, Interessen und Schweregrad der Erkrankung in Sitzgymnastikgruppen integrieren. Entscheidend ist, dass der Demenzerkrankte sich in der Gruppe wohl fühlt, angeregt und von den anderen akzeptiert wird.
Das Leistungsniveau zwischen Demenzkranken und Nicht-Demenzkranken sollte aber nicht zu sehr differieren, weil sonst auf der einen Seite Überforderung, auf der anderen Seiten Intoleranz und Unzufriedenheit entstehen können.

Es ist wenig sinnvoll, Gymnastikgruppen ausschließlich nach dem Alter der Teilnehmer zusammenzustellen. Es kann sein, dass eine 80-Jährige sehr vital und bewegungsfreudig ist, während eine 50-Jährige schon sehr alt wirkt. Besser ist es, Menschen mit ähnlichem Leistungsvermögen in Gruppen zusammenzufassen.

Übungsleiter

Die Leitung von Gymnastikgruppen erfordert fachliches Wissen und die Fähigkeit, das Leistungsvermögen der Teilnehmer sowie die Grenzen und Gefahren der Übungen einzuschätzen. Deswegen ist es unabdingbar, dass die Übungsleiter eine entsprechende Aus- bzw. Fortbildung absolviert haben.

Merke

Neben der fachlichen Qualifikation ist es wichtig, dass der Übungsleiter von den Teilnehmern akzeptiert wird. Er muss bereit sein, eine emotionale Beziehung aufzubauen und Ansprechpartner für die Sorgen und Ängste der Teilnehmer zu sein.

Allerdings ist die Stellenbeschreibung eines Übungsleiters nicht klar definiert. Er kann sowohl aus einem sportbetonten als auch aus einem pflegerischen Beruf kommen. Eine Reihe von Institutionen und Verbänden bieten entsprechende Ausbildungen an. Schlüsselqualifikationen für Übungsleiter sind:
- Freude und Interesse an der Arbeit mit pflegebedürftigen Menschen
- Empathie für die Zielgruppe, Verständnis und Geduld
- Pädagogisches Geschick
- Wissen über Methodik und Didaktik der Gymnastikarten
- Rhythmusgefühl und Interesse an Musik
- Verantwortungsgefühl
- Kenntnisse in Erster Hilfe
- Kreativität und Fantasie
- Interesse an Organisation und Planung

Wer sich für eine Ausbildung zum Leiter von Gymnastikgruppen interessiert, kann sich bei den Landessportverbänden, örtlichen Sportvereinen oder den Wohlfahrtsverbänden erkundigen. Die Organisationen bieten verschiedene staatlich anerkannte Ausbildungen an, die eine Übungsleiterlizenz zum Ziel haben.

LESE- UND SURFTIPP
Deutscher Olympischer Sportbund: www.dosb.de (Informationen zur Übungsleiterausbildung)

Regeln für Bewegungsangebote
Die Gestaltung einer Gymnastikstunde kann sehr unterschiedlich sein und hängt vom Fokus des Übungsleiters ab. Es gilt der teilnehmerorientierte Ansatz, der bei der Auswahl der Übungen, bei den angewandten Methoden, bei den verwendeten Materialien und Geräten die Bedürfnisse der Gruppenteilnehmer zugrunde legt.

Davon unabhängig gelten folgende Grundsätze:
- Die Teilnahme erfolgt freiwillig und nach Beratung mit dem behandelnden Arzt.
- Der Übungsleiter muss Kenntnisse über Gesundheitszustand, Einschränkungen, Erkrankungen, Medikamenteneinnahme und aktuelles Befinden der Teilnehmer haben.

- Die Dauer beträgt maximal 45–60 Minuten. Für alte Teilnehmer kann sie auch deutlich verkürzt sein.
- Das Angebot findet am besten vormittags oder frühestens 2 Std. nach einer Hauptmahlzeit statt.
- Das Angebot findet regelmäßig, am besten mindestens 1–2 × wöchentlich statt.
- Die Teilnehmer sollten lockere, nicht einengende Kleidung und Gymnastikschuhe tragen. In Sitzgruppen genügen bequeme Tageskleidung und Schuhe mit flachen Absätzen.
- Ein geeigneter Raum ist hell, gut durchlüftet und gut beheizbar. Er verfügt über einen rutschfesten Fußboden. Für Sitzgymnastik sind Stühle ohne Armlehnen und mit geradem Rückenteil sinnvoll. Sie stehen am besten als Stuhlkreis angeordnet.
- Eine Erste-Hilfe-Ausrüstung und ein Telefon sollen griffbereit stehen.
- Die Gruppengröße ist auf maximal 18 Personen beschränkt. Haben die Teilnehmer stärkere Einschränkungen, muss die Gruppe kleiner sein.
- Der Gruppenleiter vermeidet Leistungsdruck und Konkurrenzverhalten. Er lenkt die Aufmerksamkeit stattdessen auf die Freude an der Bewegung.
- Die Teilnehmer erhalten genügend Zeit für die Übungen. Der Leiter gewährleistet Pausen.
- Die Teilnehmer entscheiden selbst, wie intensiv und wie lange sie die angebotenen Übungen mitmachen und welche Bewegungen sie lieber auslassen wollen.
- Nicht bis an Schmerzgrenzen gehen, nach dem Motto: Fordern, aber nicht überfordern.
- Loben und auf Fortschritte hinweisen.

ACHTUNG

Bei allen Übungen beobachten Übungsleiter sorgfältig das Befinden der Teilnehmer. Sie brechen die Übung sofort ab bei:
- Schwindel
- Unwohlsein
- Herzrasen
- Schmerzen
- Schwäche
- Müdigkeit

3.2.2 Vorbereitung

Ein Bewegungsangebot nehmen die Teilnehmer nur gern und motiviert an, wenn es gut vorbereitet ist, Abwechslung bietet und ihren Bedürfnissen entspricht.

Bekannte Übungen bilden das Grundgerüst der Veranstaltung. Ein dosierter Einsatz neuer Aktivitäten kann es ergänzen. Oft bilden sich in Gruppen Rituale, die der Gruppenleiter berücksichtigt und in seine Planung einbaut. Sie schaffen Sicherheit, stärken das Gemeinschaftsgefühl und fördern die Motivation. Musik darf in keiner Gymnastikstunde fehlen.

Hilfreich für die Planung einer Gymnastikstunde ist eine Checkliste mit den 10-W-Fragen (▶ Tab. 2.1). Es ist didaktisch sinnvoll, die Übungsstunden dreistufig in Aufwärm-, Aktivierungs- und Ausklangphase zu gliedern. Diese Gliederung kann sich an dem folgenden Beispiel orientieren:

- **Aufwärmphase:** Lockerungsübungen mit Tüchern: Freies Schwingen nach Musik; Lockerungsübungen nach Anleitung. Pause. Frage nach dem Befinden der Teilnehmer. Weitere Lockerungsübungen ohne Tuch für Finger, Hände und Arme. Pause. Lockerungsübungen für die Schultern; anschließend Beine und Füße. Partnerübung mit Tüchern: Jeweils zwei Teilnehmer sitzen sich im Kreis gegenüber (Stühle verschieben), einer macht eine Bewegung vor, der andere macht sie nach, nach einigen Minuten Wechsel. Nach Musik bewegen beide Partner ihre Tücher möglichst im Einklang.
- **Aktivierungsphase:** Dehnungs- und Streckungsübungen für Nacken- und Schulter, Tuch als Hilfsmittel für die Armstreckung nutzen. Kräftigungsübungen für Hände und Arme ohne Tücher; Kräftigungsübungen für Füße und Beine. Partnerübung: Stühle so umstellen, dass sich jeweils vier Personen gegenübersitzen und als Gegenüber einen Partner haben (Gasse bilden):
  - Übung mit einem Tuch: Das Tuch wird von zwei Teilnehmern gemeinsam bewegt und soll dabei gestreckt bleiben. Ein kleiner Ball wird auf dem Tuch bewegt und mit dem Tuch hochgeworfen und aufgefangen.
  - Übung mit zwei Tüchern. Jeweils ein Paar hält zwei Tücher in gestreckter Lage; die Arme werden nun entgegengesetzt so bewegt, dass das Tuch gestreckt bleibt (Lokomotive ▶ Abb. 3.2).

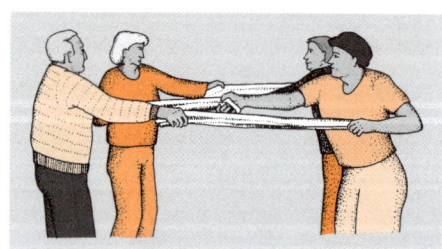

Abb. 3.2 Lokomotiven-Übung. [L119]

- **Ausklangphase:** Rhythmische Bewegungen mit Tüchern nach einer langsamen Musik im Viererrhythmus: Tuch rechts schwingen, Tuch links schwingen, mit dem Tuch den Himmel grüßen (nach oben schwingen), mit dem Tuch die Erde grüßen (nach unten schwingen). Abschied mit freien Schwingen nach Musik. Übungsleiter geht im Kreis umher und winkt zum Abschied jedem Teilnehmer persönlich zu.

Merke

Musik und Bewegung stehen in enger Beziehung zueinander und bilden eine Einheit. Klang und Rhythmus lassen sich in Bewegung umsetzen und umgekehrt. Musik und Rhythmusvorgaben
- unterstützen Bewegungsübungen,
- fördern die Kreativität,
- dienen der Inspiration.

Es können Tonträger, aber auch Klanghölzer, Trommeln, Handinstrumente (▶ Abb. 3.22), Geräusche, Klatschen und Stampfen eingesetzt werden.

3.2.3 Tipps für die Durchführung

Aufwärm- und Lockerungsübungen

Jede Übungsstunde beginnt nach der Begrüßung mit einer Aufwärmphase. Aufwärmübungen steigern die Durchblutung und erwärmen und lockern die Muskulatur. Dadurch lassen sich Verletzungen an Muskeln, Sehnen und Bändern vermeiden.

Die Übungen sind so konzipiert, dass sie ohne starke Muskelanspannungen auskommen. Verschiedene Übungen können nach Bedarf und Interesse der Gruppe kombiniert werden.

ACHTUNG
Ohne vorherige Aufwärm- und Lockerungsübungen dürfen Dehnungs- und Kraftübungen nicht durchgeführt werden.

Das Aufwärmen dient auch dazu, die Teilnehmer der Gruppe ankommen zu lassen (▶ Abb. 3.3). Sie er-

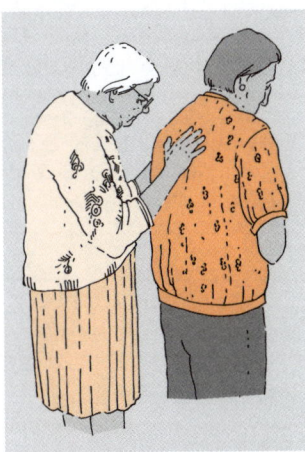

Abb. 3.3 Gegenseitige Berührungen, z. B. das Wachklopfen, machen den Teilnehmern bewusst, dass sie zu einer Gruppe gehören. [L119]

fahren auf diese Weise mit dem gesamten Körper die Anwesenheit einer Gemeinschaft und können sich darauf einstellen.

Massieren mit Igelball
Eine ganz leichte Erwärmungsübung. Geeignet für Teilnehmer im Sitzen. Man benötigt dafür Igelbälle und Musik.

Durchführung
Im Takt der Musik mit dem Igelball Hände, Arme, Schultern, vorderen Oberkörper, Oberschenkel und Knie massieren. Bei Mobilität der Teilnehmer können diese sich (das Einverständnis vorausgesetzt) gegenseitig den Rücken massieren. Druck auf den Igelball nach Empfindung der Teilnehmer ausüben lassen: Die Massage soll wohltuend wirken. Mit dem Igelball leicht das Brustbein beklopfen und entspannenden Ton dabei machen lassen („Aaaah").
Variante: Igelball durch einen tennisballgroßen, festen Schaumstoffball ersetzen.

Massieren nach Musik
Diese Aufwärmübung schult Körperwahrnehmung und Sensibilität. Sie ist geeignet für Teilnehmer im Sitzen oder Stehen. Man benötigt dafür lediglich Musik.

Durchführung
Im Takt einer angenehmen Musik (je nach Geschmack der Gruppe) massieren die Teilnehmer ihre Körper. Bei den Händen beginnen: Hände reiben, bis sie warm sind, dann massieren, alle einzelnen Finger berücksichtigen und weiter zu den Armen, Schultern und allen erreichbaren Körperregionen vorarbeiten. Die Selbstmassage soll Wohlbefinden auslösen. Bei der Massage unterschiedliche Massagetechniken ausprobieren lassen. Der Übungsleiter bittet die Teilnehmer, zu erspüren, welche Massagetechnik das größte Wohlbefinden auslöst: leichtes Kneten, festeres Kneten, Zupfen mit zwei Fingern, Klopfen.

--- **Merke** ---

Nach einer angeleiteten Aufwärmphase die Teilnehmer immer fragen, wie das Körpergefühl ist, ob Hände und Füße warm sind und ob irgendwo am Körper etwas „zwickt".

Einstimmung auf den Tag
Diese sanfte Weck- und Aufwärmübung zur Einstimmung auf den bevorstehenden Tag kann im Stehen oder im Sitzen erfolgen. Man benötigt dafür lediglich Musik.

Durchführung
Der Übungsleiter sagt die einzelnen Bewegungen an, macht sie vor und bittet die Teilnehmer, sie mehrmals zu wiederholen.
- Kontakt zum Boden:
  - Zuerst mit den Füßen stampfen, später im Rhythmus.
  - Die Arme in Richtung Boden ausschütteln.
- Einschwingen auf mich selbst und auf das, was größer ist als ich:
  - Arme am Körper entlang vor und zurück schwingen.
  - Dann dabei abwärts (etwas in die Knie) gehen.
  - In Richtung aufwärts sich zum Himmel strecken.
  - Bewegungsablauf mehrmals wiederholen und zum Schluss einen Moment gestreckt bleiben.
- Einschwingen auf mich selbst und auf das, was außerhalb von mir ist:
  - Arme am Körper entlang vor und zurück schwingen.
  - Dann beim Zurückschwingen die Arme zur Seite ausbreiten.
  - Bewegungsablauf mehrmals wiederholen und zum Schluss mit ausgebreiteten Armen eine Weile stehen bleiben.
- Ich spüre meine Hände, ich spüre mich in meinen Händen: Die eigenen Hände reiben, streicheln, kneten.
- Ich öffne meine Hände, ich öffne mich in meinen Händen, zum Empfangen und zum Geben:
  - Hände mit den Handflächen nach oben heben.
  - Nach vorn oder zur Seite öffnen; kurz so stehen bleiben.
- Ausschütteln, loslassen, freiwerden von …(in Gedanken oder hörbar gesprochen)
  - Rechten Arm und rechtes Bein nacheinander ausschütteln.
  - Mit dem rechten Fuß aufstampfen, dann mit dem linken.
  - Bewegungsablauf mehrmals wiederholen und dabei laut oder im Geist nacheinander die Worte aufsagen.

Schattengehen
Die leichte Übung fördert die Kommunikation. Man benötigt lediglich beschwingte Musik.

Durchführung
Die Teilnehmer bilden kleine Gruppen von zwei, drei oder vier Personen (je nach Gruppengröße). Einer in jeder Gruppe, z. B. der Älteste, gibt Bewegungen vor, die anderen machen sie nach. Nach einigen Minuten Rollenwechsel, bis alle einmal in der Führungsrolle waren.

Lockerungsübungen mit Tüchern
Die Übungen finden mit dünnen Jongliertüchern statt und sind als Einzel- oder Partnerübungen, im Sitzen, Stehen oder Gehen möglich. Man benötigt dafür bunte Jongliertücher und Musik.

Durchführung

Die Teilnehmer schwingen die Tücher im Takt der Musik frei in der Luft und bilden damit Figuren. Der Gruppenleiter geht umher und begrüßt jeden Teilnehmer. Danach macht der Übungsleiter einzelne Übungen vor:

- Tuch seitlich schwingen lassen („Fußboden säubern").
- Tuch nach oben schwingen lassen („zum Himmel").
- Tuch nach unten, vor den Füßen, schwingen lassen („Fußboden säubern").
- Armwechsel, wenn es zu anstrengend wird.
- Mit dem Tuch dem gegenübersitzenden oder -stehenden Teilnehmer zuwinken.
- Tuch zwischen die Hände nehmen und wirbeln.
- Tuch so klein wie möglich zusammendrücken, hochwerfen und fangen.
- Mit dem Tuch eine Rose falten und diese gedanklich einem Menschen schenken.
- Mit dem Tuch vor dem Körper einen Kreis ziehen.
- Einen liegenden Mond oder Schaukel schwingen.
- Eine liegende Acht malen oder schwingen.
- Mit dem Tuch den Nachbarn winken und einen „Guten Tag" wünschen.
- Tuch um den Körper führen.
- Tuch durch Beine führen, Beine dabei gut anheben.
- Tücher an zwei Spitzen der Reihe nach zusammenknoten, im Kreis herumreichen, die Richtung mehrmals wechseln und stoppen, wenn jeder Teilnehmer sein Tuch zurückerhalten hat.
- Jeder Teilnehmer fasst rechts und links ein Tuch an und die Gruppe wiegt sich nach dem Takt der Musik gemeinsam im Kreis (auch als Abschlussübung geeignet).

Merke

Der Übungsleiter berücksichtigt kreative und spontane Einfälle der Teilnehmer und nimmt sie ins Programm auf.

Partnerübungen mit Tüchern

Je zwei Teilnehmer finden sich zu einem Paar zusammen, z. B. zwei nebeneinander sitzende Teilnehmer oder zwei mit gleicher Farbe der Oberbekleidung:

- Ein Teilnehmer macht die Übungen vor, der andere macht sie nach. Nach einigen Minuten wechseln sie die Funktionen auf Ansage der Gruppenleitung.
- Teilnehmer stehen oder sitzen sich gegenüber und halten jeweils einen Zipfel des lang gespannten Tuches fest.

- Sie bewegen die gespannten Tücher im Takt der Musik:
  - Lokomotive fahren
  - Tücher hoch und runter schwingen
  - Seitlich schwingen
  - Wiegen
- Tücher zu einem Ball zusammenknoten und sich abwechselnd zuwerfen.
- Verabschiedung von Partnerübung mit Tücher-Winken.

Rhythmische Aufwärmübung
Für **rhythmische Aufwärmübungen** üben die Teilnehmer eine Folge wiederkehrender Bewegungen ein und führen sie mit einem Klatschrhythmus zur Musik aus. Diese leichte Übung könnte auch ohne Musik stattfinden, macht aber mit einem verbindenden akustischen Element mehr Spaß. Man benötigt dafür lediglich Musik.

Im Viererrhythmus:
- 4 × mit gestreckten Armen in die Hände klatschen.
- 4 × abwechselnd Füße aufstellen (stampfen).
- 4 × abwechselnd Arme hochheben und senken.
- 4 × mit gebeugten Knien Beine abwechselnd anheben.
- Abfolge kann mehrmals wiederholt werden.

Varianten:
- Je nach Leistungsstärke der Teilnehmer kann der Gruppenleiter diese Übung variieren, z. B. indem er eine weniger leistungsstarke Gruppe nur drei verschiedene Bewegungsabläufe durchführen lässt.
- Es können auch andere Bewegungsabläufe hinzugenommen werden, z. B. Arme vor der Brust kreuzen oder Hände zur Faust, Arme anziehen und ausstrecken, Faust öffnen.

Merke

Das Tempo sollte an das Leistungsniveau der Gruppe angepasst sein, damit die Teilnehmer es als angenehm empfinden. Für eine weniger leistungsstarke Gruppe langsame Begleitmusik aussuchen.

Lockerungsübungen ohne Rhythmusvorgabe
Übungen, die im Sitzen und Stehen durchgeführt werden können:
- Hände in unterschiedlicher Armhaltung schütteln (nicht zu stark wegen der Verletzungsgefahr).
- Beide Handgelenke nach rechts, nach links und entgegengesetzt kreisen lassen.
- Mit den Händen Klavier oder Flöte spielen; Schreibmaschine schreiben.
- Hände reiben und Finger aneinanderlegen und einzeln abheben.

- Hände falten und mit einzelnen Fingern winken, z. B. der gegenübersitzenden Person zuwinken.
- Schultern kreisen; zusammen nach vorn und nach hinten.
- Schultern heben und langsam senken lassen.
- Arme rechts und links schwingen lassen.
- Eine Hand auf die eigene Schulter legen und den Ellbogen kreisen: von oben nach hinten, unten nach vorn und wechseln, dann beide zusammen.
- Kopf leicht nach rechts drehen, Oberkörper mitnehmen, anschließend Kopf nach links drehen und Oberkörper mitnehmen.
- Klatschen, z. B. Hände über dem Kopf, vor dem Körper, mit angezogenen Armen, Faust auf Handfläche.
- Mit den Beinen marschieren, mit den Händen dazu auf Oberschenkel klatschen.
- Füße gleichzeitig („Nähmaschine treten") oder gegenläufig in Hacke-Spitze-Stellung heben und senken.
- Beide Fußgelenke einzeln, im Sitzen auch zusammen in gleiche und gegenläufige Richtung kreisen lassen.
- Unterschenkel unterhalb Knie mit beiden Händen unterfassen und anheben; Beine im Sitzen baumeln lassen (hoher Schwierigkeitsgrad).
- Zehen in Schuhen bewegen.
- Leichtes Rumpfdrehen nach beiden Seiten.
- Leichtes Rumpfbeugen nach vorn und Wirbel für Wirbel aufrichten, dabei aber nicht den Kopf zu weit nach unten halten (Katzenbuckel machen).
- Zahl der Wiederholungen richtet sich nach dem Bedarf und der Leistungsfähigkeit der Teilnehmer.

ACHTUNG
Kopfkreisen ist wegen der Gefahr der Halswirbelkörperverletzung bei Osteoporose und chronischer Polyarthritis nicht angezeigt.

Aufwärmübung mit Polonaise
Diese leichte und lebhafte Aufwärmübung ist für gehfähige Teilnehmer geeignet. Man benötigt dafür Musik.

Durchführung
Alle Teilnehmer gehen zur Musik im Raum umher und machen Bewegungen nach Lust und Laune. Nach einigen Minuten lässt der Gruppenleiter eine Polonaise bilden und führt sie an. Er gibt Bewegungen vor: Arm heben, Winken, Rumpf nach rechts und links beugen. Folgende **Polonaisefiguren** sind möglich:
- Schlangenlinien durch den Raum.
- Eine Schnecke und dann mit 180-Grad-Drehung zurück.

- Umstülpen: Die ersten beiden wenden sich gegen die Bewegungsrichtung der Reihe um und bilden im Gegenzug Tore.

Lockerungsübungen im Gehen und mit Handgeräten
Lockerungsübungen fallen mit Musikbegleitung und mit Einsatz von Handgeräten leichter: Übungen im Gehen und Stehen eignen sich nur für gehsichere Teilnehmer. Man benötigt dafür Doppelklöppel und Musik.

Durch den Raum gehen
Im Schritttempo zu beliebter Musik kreuz und quer durch den Raum gehen, Blickkontakt zu den anderen Teilnehmern aufnehmen und diese mit Mimik und Gestik begrüßen. Wenn die Musik etwas lauter wird, das Tempo etwas erhöhen und es auf erneute Aufforderung des Übungsleiters nochmals erhöhen. Das Gehen soll aber nicht in Laufen übergehen. Anschließend folgen im Stehen Lockerungsübungen mit und ohne Handgeräte.
Variante: Wenn die Musik aufhört, nehmen sich die Übenden ihren Nachbarn als Partner und gehen mit diesem beim Einsatz der Musik weiter. Beim nächsten Musikstopp sucht sich jedes Paar ein weiteres, sodass eine Vierergruppe entsteht. Anschließende Lockerungsübungen dann in der Vierergruppe durchführen.

Lockerungsübungen mit Doppelklöppel
Nach dem Gehen nimmt jeder Teilnehmer einen Doppelklöppel zur Hand.
- Klöppel rechts vom Körper, anschließend links vom Körper und dann vor dem Körper schwingen lassen.
- Vor dem Körper mit dem Klöppel einen Kreis, dann einen liegenden Mond malen lassen.
- Vor dem Körper mit dem Klöppel eine liegende Acht malen lassen.
- Wieder schwingen lassen, dabei leicht im Kniegelenk federn.
- Mit dem einen Klöppelende die Schultern berühren und am Rücken kratzen.
- Leichte Rumpfdrehungen bei leichter Grätschstellung der Beine; Arme pendeln leicht mit.

Sitztänze und Bewegungslieder
Sitztänze und Bewegungslieder (▶ Kap. 3.12.2) eignen sich auch gut zum Aufwärmen und machen den Teilnehmern häufig viel Freude. Ein leichter Sitztanz nach rhythmischer Musik ist z. B. zu dem Schlager „Rucki Zucki" von Ernst Neger möglich (Text: Rucki zucki – Rucki zucki – Rucki zucki, das ist der neueste Tanz).

Durchführung
- Bei „Rucki" die Hände schütteln und nach unten halten.
- Bei „Zucki" die Hände schütteln und nach oben halten.

- Bei „das ist der neueste Tanz" 2 × rechts, 2 × links und 1 × in der Mitte klatschen.
- Wiederholung.

Dehn- und Streckübungen

Dehn- und Streckübungen erhalten die Elastizität der Muskeln und Bänder und wirken einer Verkürzung von Muskelpartien entgegen. Sie erweitern den Bewegungsumfang des Übenden.

Wenn der Körper erwärmt und die Muskulatur gut durchblutet ist, kann der Gruppenleiter mit Dehn- und Streckübungen beginnen. Wegen der Verletzungsgefahr achtet er jedoch darauf, sie sehr vorsichtig und langsam ausführen zu lassen. Nach Möglichkeit sollte die Spannung der Dehnung einen Moment (z. B. 2–3 Sekunden) gehalten werden. Die Dauer sollte nicht zwangsweise festgelegt sein, sondern richtet sich in erster Linie nach der Leistungsfähigkeit des Teilnehmers.

Jeder dehnenden oder streckenden Bewegung schließt sich eine beugende und lockernde Bewegung an. Dehnungsübungen können mehrmals wiederholt werden. Die Übungen können im Stehen oder Sitzen, mit oder ohne Begleitmusik durchgeführt werden. Man benötigt Musik; zur Unterstützung lassen sich Handgeräte einsetzen.

ACHTUNG
Durch das Aufbauen einer Spannung erhöht sich der Muskeltonus. Dehn- und Streckübungen dürfen deswegen nicht angewendet werden bei
- Morbus Parkinson,
- Multipler Sklerose,
- spastischen Lähmungen.

Kopf und Nacken
- Kopf abwechselnd nach links und nach rechts zum Nachbarn wenden, dem Nachbarn zuzwinkern, Oberkörper dabei leicht mitnehmen.
- Kopf abwechselnd Richtung linke und rechte Schulter legen und einige Sekunden so halten.
- Kopf aus dem Schultergürtel nach oben ziehen, dabei den Kopf nicht nach vorn oder hinten bewegen, Kinn leicht Richtung Brustbein drücken (▶ Abb. 3.4).
- Ohr zur linken Schulter führen, dabei die linke Hand über den Kopf zum rechten Ohr führen und gleichzeitig die rechte Handfläche Richtung Boden drücken (dehnt die rechte Nackenpartie) und einige Sekunden so halten, lockern, Seitenwechsel.

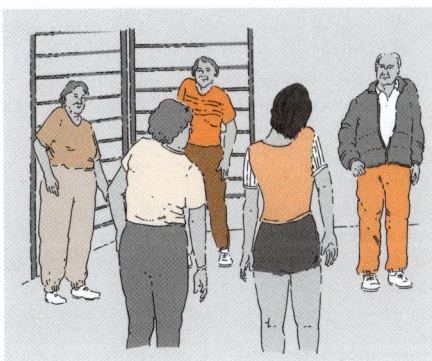

Abb. 3.4 Schulter-Nacken-Übung. [L119]

Finger und Hände
- Fäuste schließen und öffnen, Finger abwechselnd spreizen und fest schließen, die Spannung 2–3 Sekunden halten.
- Handflächen mit geschlossenen Fingern locker gegeneinander legen, dann drücken und die Spannung einen Moment halten.
- Gespreizte Finger beider Hände aneinanderlegen und alle Finger gleichzeitig vorsichtig gegeneinander drücken; Spannung halten, dann lockern.
- Gespreizte Finger beider Hände aneinanderlegen und einzelne Fingerpaare abwechselnd gegeneinander drücken; Spannung halten, dann lockern.

Hände und Arme
- Arme leicht vorstrecken, Hände abwechselnd nach oben anwinkeln und senken.
- Arme leicht vorstrecken, Hände abwechselnd nach vorn kippen, dann die Handrücken nach oben in Richtung Gesicht ziehen.
- Arme und Hände strecken, die gestreckten Hände nach oben anwinkeln, Spannung etwas halten und Hände zurückbewegen.
- Arme und Hände einige Sekunden in verschiedene Richtungen strecken.
- Arme strecken, dabei die geöffnete Handfläche etwas nach vorn wegschieben lassen; in Streckung die Hand zur Faust machen (imaginäres Greifen eines Gegenstands) und mit Faust den Arm wieder zurückziehen.
- Übungen abwechselnd vor dem Körper und über dem Kopf, jeder Teilnehmer übt so gut er kann.
- In die Hände klatschen.

- Arme und Hände vor dem Körper strecken und abwechseln nach oben und unten bewegen, dabei den Abstand zwischen Händen und Armen immer größer werden lassen.
- Arme abwechselnd über den Kopf heben und strecken (Wäsche aufhängen).

Merke
Die Teilnehmer sollen auch während der Anspannungsphase (Strecken) gleichmäßig atmen und nicht die Luft anhalten. Hilfreich kann es sein, die Teilnehmer zum lauten Mitzählen aufzufordern: „1–2–halten".

Arme und Schultern
- Einen Arm oder beide gleichzeitig oder abwechselnd in verschiedene Richtungen ohne Drehung der Wirbelsäule bewegen, „aus der Schulter herauszuziehen".
- Hände hinter dem Kopf falten, Ellenbogen nach hinten führen und Spannung einige Sekunden halten.
- Beide Schultern gemeinsam und anschließend rechte und linke Schulter im Wechsel zu den Ohren anheben, Spannung halten und langsam senken.
- Fingerspitzen beider Hände auf die seitengleichen Schultern legen. Die Ellenbogen nach vorn führen, bis sie sich berühren. Ellenbogen aus der Vor- und Seithaltung nach oben und unten und nach hinten führen (erhöhter Schwierigkeitsgrad).
- Die Hände hinter dem Rücken falten (auf dem Stuhl, wenn möglich, rückwärts sitzen – Rückenlehne vor dem Körper). Die Arme spreizen, dabei aufrechte Körperhaltung einnehmen. Nur für Teilnehmer, die diese Übung ohne Beschwerden durchführen können.
- Im Stand Grätschstellung: Den rechten Arm gestreckt von rechts unten weit nach links oben führen und zurück. Dann entsprechende Bewegung mit dem linken Arm ausführen.

Rücken
Auf dem vorderen Teil eines Stuhls sitzen und die gebeugten Beine schulterbreit grätschen, Füße gerade stellen. Nun den Oberkörper langsam zwischen die Beine sinken lassen, dabei ruhig und gleichmäßig atmen, Arme liegen locker auf den Oberschenkeln. Nur soweit vornüberbeugen, wie es noch angenehm ist. Kopf nicht zu tief senken (Schwindelgefahr). Wirbel für Wirbel aufrichten und dabei die Arme weit nach beiden Seiten ausbreiten.

Beine, Hüften und Füße

- Im Sitzen oder im Stehen:
  - Beine in Grätschstellung, Hände in die Hüfte und Rumpf abwechselnd zur Seite drehen, Spannung halten und langsam zurückbewegen.
  - Beine in Grätschstellung, die Arme im Nacken falten, den Rumpf zur Seite neigen, langsam zurückbewegen und lockern.
  - Ein Bein seitwärts abspreizen, Oberkörper bleibt aufrecht, Beine strecken, Fuß ebenfalls strecken oder beugen, dann Seitenwechsel.
  - Im Stehen die rechte Hand am rechten Oberschenkel entlang fahren lassen; Kopf neigt sich mit zur gebeugten Seite. Seitenwechsel. Alternativ im Sitzen: Die rechte Hand gleitet am rechten Stuhlbein hinunter; die linke Hand hält sich am Stuhl fest. Dann erfolgt der Seitenwechsel.
  - Alle Zehen spreizen, etwas halten und dann lockern (Bewegung mit den Händen parallel dazu mitmachen).
  - Fuß auf Spitze und Ferse stellen im Wechsel; erst rechten Fuß, dann linken, dann beide.
  - Beide Füße auf die Zehen heben, Spannung etwas halten und dann auf Fersen senken und umgekehrt.
  - Beine in leichter Grätschstellung: Mit einem Fuß kleine und größer werdende Kreise auf Boden malen, dann umgekehrt.
- Nur im Stehen:
  - Ein Bein rückwärts spreizen, die Fußspitze aufsetzen. Fußspitze tippt hinter dem Körper rechts und links. Oberkörper bleibt aufrecht.
  - Hände in die Hüfte stemmen und kleine Kreise mit der Hüfte schwingen (Becken nach vorn, nach rechts, nach hinten, nach links), Bewegung kreisförmig ausweiten und ab und zu die Richtung wechseln.
- Im Sitzen: Rechte Fußsohle an die Innenseite des linken Knies legen, Spannung etwas halten und zurückbewegen. Dann erfolgt der Seitenwechsel.

Kräftigungsübungen

Die Muskelmasse beginnt sich schon im jungen Erwachsenenalter zurückzubilden. Die Betroffenen bemerken in der Regel jedoch über viele Jahre kein Defizit. Erst im Alter tritt die so erworbene Kraftlosigkeit zutage, wenn die Betroffenen ihr nicht bereits in jungen Jahren durch Muskeltraining gegengesteuert haben. Der insgesamt mit einem Bewegungsmangel einhergehende Lebensstil des modernen Menschen verstärkt den physiologischen Muskelabbau.

Kräftigungsübungen stärken gezielt verschiedene Muskelgruppen. Der Zuwachs an Muskelmasse setzt in der anschließenden Erholungsphase ein.

Deshalb legen Übungsleiter nach jeder Kräftigungsübung eine Pause ein oder lassen die Teilnehmer eine Lockerungsübung ausführen. Anschließend können die Teilnehmer die Kräftigungsübung ein- oder mehrmalig wiederholen. Die Übungen lassen sich im Sitzen und Stehen ausführen.

Merke
Kräftigungsübungen erst in einer Phase der Gymnastikstunde einplanen, in der die Körper der Teilnehmer gut erwärmt und ausreichend gelockert sind.

Hände
- Hände fest zur Faust schließen, dann öffnen.
- Finger weit spreizen und mit großer Kraft zur Faust schließen (Daumen bleibt draußen), so als ob man einen Schwamm ausdrücken würde.
- Mit den Fäusten kräftig gegen einen imaginären Widerstand boxen, z. B. wie gegen einen Sandsack.
- Mit den Fäusten in alle Richtungen boxen.
- Mit den Fingerspitzen der rechten Hand gegen die der linken Hand drücken, sodass diese etwas weggedrückt wird, dann umgekehrt.
- Eine Hand liegt auf einer Unterlage oder dem Oberschenkel, nacheinander die Fingerkuppen in die Unterlage oder Oberschenkel drücken.
- Handtrainer in die Hand nehmen (Daumen außen), die Finger nacheinander mit Kraft in den Handtrainer drücken. Variante: Finger in einen mittelgroßen Schaumstoffball drücken.

Merke
Der Fachhandel bietet Handtrainingsgeräte zur Kräftigung der Handmuskulatur an. Die Anwendung von Therapieknete fördert ebenfalls die Handkräftigung.

Hände, Arme und Schultern
- Imaginäres Gewicht mit aufgestellten Händen nach vorn schieben, z. B. 5 kg Zucker wegschieben, Arme abwechselnd nach vorne bewegen.
- Imaginäres Gewicht nach allen Seiten wegschieben, Rumpf dabei mitnehmen.
- Hände neben den Kopf heben mit nach oben zeigenden Handflächen, Arme mit imaginärem Gewicht nach oben stemmen.
- Arme vor dem Körper, mit aneinander liegenden Handflächen, ausstrecken. Dann die Arme nach innen und nach außen drehen, sodass mal die Handflächen, mal die Handrücken aneinander liegen. Jeweils die Handrücken und -flächen kräftig aneinanderdrücken.

- Mit Kraft eine imaginäre Zitrone auspressen.
- Hände an imaginärer Stange vor dem Körper festhalten und mit imaginären Gewicht nach oben drücken.
- Arme abwechselnd in alle Richtungen führen.
- Im Sitzen oder Stehen: Mit Rumpf, Armen und Händen Bewegungen ausüben, als solle mit einem Seil ein Boot aus dem Wasser gezogen werden.
- Beide Hände gestreckt, Hände aneinandergelegt, vor dem Körper von der einen Seite zur anderen führen.

Merke

Führende Bewegungen sind für Kräftigungsübungen typisch, weil sie mehr Muskelkraft beanspruchen als Lockerungsübungen (z. B. Pendeln des Armes). Für alle führenden Bewegungen können auch kleine Gewichte (Kirschkernsäckchen) verwendet werden, dies erhöht die Kräftigungswirkung.

Beine, Hüften und Füße

- Zehen kräftig krallen und dann loslassen (Finger machen mit).
- Bein strecken und Fuß langsam strecken und beugen.
- In den Ballenstand gehen und Fersen langsam senken (nur für Teilnehmer, die wirklich sehr stehsicher sind, evtl. am Stuhl abstützen).
- Mit angezogenem Bein in verschiedene Richtungen treten.
- Fußspitzen anheben und dann ausstrecken.
- Führende Bewegungen des Beines im Stand in verschiedene Richtungen (bei stehsicheren Personen mit Hilfe eines Stuhls).
- Führende Bewegungen des Beines im Sitzen in verschiedene Richtungen ausführen.
- Im Stehen mit Hilfe eines Stuhles: Mit einem Arm am Stuhl festhalten, das andere Bein führt einen Kreis in beide Richtungen aus. Dann erfolgt ein Seitenwechsel.
- Im Sitzen: beide Beine gestreckt vom Boden abheben, Füße übereinanderschlagen und gegeneinanderdrücken, anhalten, danach loslassen und lockern.

Merke

Übungen ohne Handgeräte wirken oft sehr abstrakt. Als Hilfe können – je nach Fantasie des Übungsleiters – imaginäre Vorstellungen gegeben werden. Teilnehmer können sich Übungen besser vorstellen, wenn sie mit bekannten Alltagshandlungen verknüpft sind, z. B. Strecken wie beim Wäscheaufhängen, Fußkicken wie beim Steinewegstoßen.

Handgeräte

Abwechslungsreicher und leichter eingängig sind Gymnastikübungen, wenn man sie mit **Handgeräten** durchführt. Handgeräte lenken die Aufmerksamkeit der Teilnehmer vom eigenen Körper auf das Gerät, sodass sie die Anspannung weniger anstrengend wahrnehmen. Darüber hinaus unterstützen Handgeräte bestimmte Übungen. So fällt z. B. die Bewegung beider Arme über den Kopf durch das Festhalten und Führen eines Stocks einfacher als ohne Hilfsmittel.

Inzwischen gibt es im Fachhandel eine Reihe zweckmäßiger und guter Handgeräte zu kaufen, manche sind auch leicht selbst herstellbar. Es lohnt sich für Pflegeeinrichtungen, einen kleinen, abwechslungsreichen Bestand an Geräten anzuschaffen.

Merke

Auch wenn Übungsleiter aus einem großen Fundus auswählen könnten, sollten sie dieser Versuchung widerstehen und pro Übungsstunde nur ein Handgerät einsetzen.

Bälle

Bälle gehören in jede Gymnastikstunde und bereiten in der Regel viel Freude. Allerdings sollten sie wegen der Verletzungsgefahr nicht zu fest und zu schwer sein. Im Fachhandel sind geeignete Ausführungen erhältlich, z. B.:

- Therapeutische Soft- und Overbälle, sie sind griffig und leicht, und bergen keine Verletzungsgefahr.
- Schaumstoffbälle in allen Größen, sie sind leicht, fliegen langsam und bergen keine Verletzungsgefahr.
- Noppen- und Igelbälle für die Wahrnehmungsförderung gut geeignet.
- Zeitlupenbälle (Bälle mit verzögerter Flugzeit).
- Verschiedene Gymnastikbälle und Luftballons.

Tücher

Leichte, gut fliegende **Tücher** in ansprechenden Farben eignen sich sehr gut zur Gymnastik für bewegungseingeschränkte Teilnehmer und sprechen gleichzeitig die visuelle Wahrnehmung und das ästhetische Empfinden an. Geeignet sind Chiffontücher (*Jongliertücher*) oder dünne Seidentücher. Sie sind im Fachhandel und in Spielwarengeschäften erhältlich.

Doppelklöppel

Ein **Doppelklöppel** besteht aus einem Bambus- oder Hartplastikstab mit je einem Gummiball an den beiden Enden. Doppelklöppel sind für rhythmische Übungen und für Balance- und Partnerübungen bestens geeignet. Sie sind im Fachhandel und in Sportgeschäften erhältlich.

Säckchen

Säckchen bestehen aus buntem und griffigem Stoff (z. B. Baumwolle) und sind mit einem körnigen Material gefüllt. Man kann sie selbst herstellen oder über den Fachhandel beziehen. Als Füllung eignen sich z. B. Bohnen, Kirschkerne, Sand, Dinkel, Erbsen und Kunststoffkugeln. Für unterschiedliche Erfordernisse können sie verschieden groß und schwer sein (Durchschnittswerte: 200 g; 15 × 22 cm). Säckchen lassen sich gut bei bewegungseingeschränkten Personen, z. B. mit Halbseitenlähmung, einsetzen. Sie sind für manche Übungen besonders geeignet, weil sie nicht wegrollen.

Stäbe

Der Fachhandel bietet **Stäbe** in unterschiedlicher Länge (z. B. 50–100 cm) an. Längere Gymnastikstangen sind für viele pflegebedürftige Menschen umständlich zu handhaben. Sie bereiten Koordinationsschwierigkeiten und bergen ein erhöhtes Verletzungsrisiko. Für Sitzgruppen sind kurze Stäbe (z. B. 50–60 cm) geeignet, die sich auch gut selbst herstellen lassen. Dazu entsprechend lange dünne Bambus- oder Holzstäbe dicht mit Zeitungspapier und dann mit selbstklebender Folie umwickeln, die Enden polstern und mit buntem Klebeband umwickeln oder ebenfalls bekleben.

Zauberschnur

Die **Zauberschnur** besteht aus einer elastischen Kordel und ist ein beliebtes Handgerät für rhythmische Übungen gegen Widerstand. Sie ist in Sportgeschäften erhältlich.

Weitere Geräte

Neben den genannten Gegenständen gibt es auf dem Sportmarkt zahlreiche weitere Geräte mit denen sich sinnvolle Übungen ausführen lassen, z. B.: Therabänder (▶ Abb. 3.5), Klanghölzer, Heulschläuche, Mini-Expander, Gymnastikreifen, Schwungtuch, Hand- und Fußtrainer, Wurfringe.

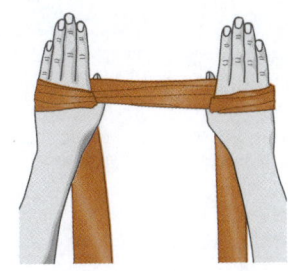

Abb. 3.5 Therabänder eignen sich für Kräftigungsübungen an Armen und Beinen. [L138]

ACHTUNG

Wegen erhöhter Verletzungsgefahr sind folgende Geräte für das pflegerische Bewegungsangebot ungeeignet:
- Lange Stäbe und Stöcke
- Spitze Stöcke
- Schwere Bälle, Medizinbälle
- Schwere Gymnastikkeulen

Übungen mit Bällen

Merke

Vor jeder Übungsstunde erläutert der Gruppenleiter das richtige Fangen von Bällen: Bälle nicht mit gespreizten Fingern fangen (Verletzungsgefahr), sondern mit geöffneten, nach oben gerichteten Handflächen annehmen und dann an den Körper heranführen.

Einzelübungen

Kennenlernen des Handgeräts: Dem Verteilen der Bälle folgt ein Kennenlernen des Geräts: Ball betasten, bekneten, leicht hochwerfen, eigene Übungen ausprobieren.

Dehnungsübung der Finger: Den Ball im Stehen oder Sitzen mit den Fingerspitzen beider Hände halten und abwechselnd beide Zeigefinger, Mittelfinger usw. in den Ball drücken.

Drehen: Ball im Stehen oder Sitzen mit den Fingerspitzen halten und drehen; Ball mit Fingerspitzen halten und mit gestreckten Armen vom Körper weg bewegen.

Ball übergeben: Ball im Stehen oder Sitzen von einer Hand in die andere übergeben und kleine Bögen vor dem Körper werfen, Bögen größer werden lassen.

Um den Kopf und über den Kopf: Ball im Stehen oder Sitzen mit Hilfe beider Hände um den Kopf herumführen; mit beiden Händen fassen und über den Kopf heben und zurück führen.

Seitschwünge: Im Stehen mit dem Ball Seitschwünge ausführen, den Ball dabei seitlich von Körper hochwerfen.

Hochwerfen: Ball hochwerfen und wieder auffangen, von Mal zu Mal etwas höher werfen. Variante: Ball hochwerfen und einmal oder zweimal vor dem Fangen in die Hände klatschen. Im Stehen und im Sitzen möglich.

Unter das Knie: Ball im Stehen oder Sitzen unter dem hochgezogenen Knie hindurchführen, Knie in Richtung Oberkörper ziehen, dann Seitenwechsel.

Um den Körper: Ball um den Körper herum führen.

Mit den Füßen: Fuß auf den Ball am Boden stellen und Ball vor- und zurückrollen lassen, Ball kreisen lassen. Ball zwischen die Füße klemmen und Beine anheben. Ball zwischen den Füßen hin und her stoßen.

Auf die Beine: Im Sitzen Beine geschlossen nebeneinander stellen und hochheben, Ball darauf balancieren.

Mit einer Hand: Ball im Stehen und im Sitzen auf die rechte Handfläche legen und vor dem Körper balancieren. Ball mit einem Bogen von unten nach oben und wieder nach unten vor dem Körper entlang führen. Dann erfolgt der Seitenwechsel.

Ball prellen:
- Im Stehen: Ball beliebig prellen, auch im Gehen und Laufen. Ball hochwerfen und prellen.
- Im Sitzen: Ball einmal auf dem Boden aufkommen lassen, zum Übungsleiter in die Mitte werfen, der den Ball an den nächsten Teilnehmer zurückwirft.

Ball zuwerfen: Dem im Stuhlkreis stehenden Übungsleiter den Ball zuwerfen, er wirft zurück und lässt den Abstand je nach Leistungsfähigkeit des Teilnehmers größer werden.

Partnerübungen
Stuhlprellball: Zwei Teilnehmer sitzen oder stehen sich gegenüber, zwischen ihnen liegt ein Gymnastikreifen. Mit der Faust schlägt ein Teilnehmer den Ball in den Reifen, der andere fängt ihn auf oder prellt ihn mit der Faust zurück. Kann auch mit Punkten gespielt werden: Wer nicht direkt auffängt oder zurückprellt, erhält einen Minuspunkt.
Zuwerfen: Die Partner stehen oder sitzen sich gegenüber und werfen sich den Ball gegenseitig zu. Eine Person gibt die Übung vor, die andere macht sie nach; nach einigen Wiederholungen erfolgt ein Rollenwechsel.

Gruppenübungen
Ball über die Schnur: Mit einer Schnur zwei Spielfelder abgrenzen (Schnur hängt 60 cm über dem Boden). Beide Parteien versuchen, den Ball über die Schnur ins andere Spielfeld zu bringen. Alle Körperteile dürfen eingesetzt werden. Im eigenen Feld darf der Ball 3 × zugespielt werden. Überschreitet eine Mannschaft diese Zahl, erhält sie einen Fehlerpunkt. **Variante:** Für eine sitzende Gruppe die Schnur niedrig halten oder den Ball unter der Schnur hindurchwerfen oder -rollen lassen.
Fußball im Sitzkreis: Ein leichtes Ballspiel für einen Sitzkreis. Kann auch als Aufwärmübung oder Lückenfüller eingesetzt werden. Ein großer Ball rollt in die Mitte des Sitzkreises. Die Teilnehmer kicken sich den Ball zu.

Merke

Ballspiele sind sehr beliebt und können häufig eingesetzt werden. Auch Menschen mit Demenz können gut bei leichten Ballspielen mitmachen.

Übungen mit Tüchern
Chiffontücher liegen als bunter Kreis in der Mitte des Sitz- oder Stehkreises. Jeder Teilnehmer sucht sich ein **Tuch** aus. Die Übungen sind so lange mit einem Arm auszuführen, bis der Übungsleiter den Armwechsel ansagt oder es für die Teilnehmer zu anstrengend wird.

Einzelübungen

Kennenlernen: Tuch in der Hand fühlen, probieren wie es fliegt, wie man es hochwerfen und fangen kann.

Figuren malen: Mit dem Tuch können Figuren in die Luft „gemalt" werden: Ein großer liegender Mond vor dem Oberkörper, eine große Sonne, eine liegende Acht, eine stehende Acht, eine Null, einen Heiligenschein über dem Kopf.

Über die Schulter: Mit der rechten Hand das Tuch über die linke Schulter werfen und diagonal über den Rücken ziehen, sodass die linke Hand einen Zipfel an der linken Schulter hält und die rechte Hand einen Zipfel an der rechten Hüfte. Nun den Rücken diagonal mit dem Tuch massieren, lockern. Dann erfolgt ein Seitenwechsel.

Tuch zum Himmel und zur Erde: Tuch gespannt und etwa schulterbreit zwischen die Hände nehmen und mit möglichst gestreckten Armen nach oben führen; dann langsam zurück zu den Oberschenkeln führen; kurze Pause und das Tuch ebenso Richtung Füße (oder Knie) führen; dabei Beugung im Hüftgelenk. Kopf dabei nicht zu tief beugen (Schwindelgefahr).

Ballwerfen: Tuch zum Ball zusammenknüllen, hochwerfen und fangen.

Strecken und Beugen der Arme: Tuch an den Längsseiten gefasst vor dem Körper durch wechselseitiges Strecken und Beugen der Arme nach vorn und zum Körper hin- und herziehen.

Tuch um die Schultern: Tuch um die Schultern legen, an den Enden fassen, Arme strecken und beugen, dabei das Tuch mit den Augen verfolgen.

Oberkörper/Brustwirbelsäule bewegen: Tuch an beiden Enden schulterbreit fassen, beide Arme leicht gebeugt in Brusthöhe heben, Oberkörper und Arme leicht nach links bewegen, Kopf mitnehmen, langsam zur Mitte führen, dann zur anderen Seite neigen, Pause. Bewegung nicht schwung- und ruckartig durchführen.

Zehenspiel: Wenn die Schuhe leicht ausziehbar sind, Tuch mit den Zehen greifen und mit dem Bein schwingen, lockern. Dann erfolgt ein Seitenwechsel.

Partnerübungen

Partnerübung mit einem Tuch: Die Partner sitzen oder stehen sich gegenüber und fassen das Tuch mit einer Hand an den Ecken der Schmalseite. Jetzt wie zum Wäschestrecken das Tuch gleichmäßig zusammenraffen und dann glätten. **Variante:** Das Tuch strecken. Jeder Partner hält zwei Zipfel des Tuches. Die Partner bewegen sich vor und zurück, das Tuch soll gestreckt bleiben.

Partnerübung mit zwei Tüchern: Partner sitzen oder stehen sich gegenüber. Sie halten das längs zusammengerollte Tuch mit gestreckten Armen in einer Hand. Die Arme bewegen sich nun abwechselnd beugend und streckend, dabei achten beide Teilnehmer gut darauf, dass sie einen gemeinsamen Rhythmus finden, z.B. Lokomotive fahren (▶ Abb. 3.2).

3.2 Bewegung

Gruppenübungen
Begrüßungsübung: Die Teilnehmer schwingen ihre Tücher nach einer melodischen Musik frei in der Luft und führen die Bewegungen werden nach eigener Initiative und Fähigkeit aus. Die Übung lässt sich im langsamen Gehen, Stehen oder im Stuhlkreis durchführen. Dabei können die Teilnehmer versuchen, mit dem Nachbarn Kontakt aufzunehmen, indem sich beide Tücher berühren. **Variante:** Der Gruppenleiter geht herum und begrüßt mit Bewegungen und Berührungen der Tücher alle Teilnehmer persönlich.

Bewegungsübung zum Abschluss: Nach Musik gehen alle Teilnehmer im Kreis, zuerst im Uhrzeigersinn, nach Aufforderung der Gruppenleitung entgegen dem Uhrzeigersinn, dann gemeinsam in die Mitte des Kreises und zurück. Wichtig: Der Gruppenleiter sollte Bewegung und Zeit vorher genau ausprobieren und auf die Kreisgröße abstimmen. **Variante:** Im Sitzkreis können die Teilnehmer ihre Tücher gemeinsam und im Rhythmus der Musik bewegen. Zum Schluss winken sich alle nochmals zu. Der Gruppenleiter geht im Kreis umher und verabschiedet sich mit seinem Tuch bei dem Tuch eines jeden Teilnehmers.

Übungen mit dem Doppelklöppel
Ein **Doppelklöppel** besteht aus einem Stab, der an jedem Ende einen Gummiball trägt. Die Teilnehmer fassen die Klöppel zu den Übungen an den Gummibällen an.

Kennenlernen: Doppelklöppel anfassen und Bälle kneten, Finger in Bälle drücken und einige freie Bewegungen ausprobieren.

Balancieren: Doppelklöppel auf der Handfläche oder auf 1–2 Fingern balancieren.

Lockerungsübungen: Doppelklöppel mit beiden Armen in verschiedene Richtungen schwingen lassen: rechts, vor dem Körper, links, vorn, diagonal von vorn nach hinten.

Formen schreiben: Mit Doppelklöppel Formen in die Luft schreiben: Liegender Mond, Sonne, Sterne, Zahlen, Buchstaben, Kreise.

Halbkreis schlagen: Mit einem Ball in kurzen Abständen einen Halbkreis auf den Boden schlagen, mehrmals wiederholen.

Lenkrad: Doppelklöppel rechts und links fassen, leicht gebeugte Arme nach vorn und wie Lenkrad bewegen, Schulter und Oberkörper dabei mitnehmen.

Schulterklopfen: Ball in die rechte Hand nehmen und mit dem anderen Ball auf die linke Schulter klopfen. Sich dabei selbst mit drei Dingen loben. Seitenwechsel. Wer kann: Klöppel mit der rechten Hand über die linke Schulter zum Rücken führen und rechten Arm dabei dehnen, lockern. Danach erfolgt ein Seitenwechsel.

Rollen: Im Sitzen Doppelklöppel vor den Stuhl legen, beide Füße darauf stellen und den Klöppel rollen.

Führen mit gestreckten Armen: Doppelklöppel mit beiden Händen an den Bällen fassen und die Arme abwechselnd strecken und beugen, die gestreckten Arme nach rechts und nach links führen, dabei den Oberkörper mitnehmen, lockern, Wiederholung. Doppelklöppel mit gestreckten Armen nach oben führen, zurück und lockern, Wiederholung.

Über den Kopf: Doppelklöppel mit beiden Armen hinter den Kopf führen, am Kopf anlegen und kurz so halten, lockern, Wiederholung.

Fußsohlenschlagen: Einen Ball mit der rechten Hand fassen und mit dem anderen Ball die linke Fußsohle beschlagen, lockern. Dann erfolgt ein Seitenwechsel.

Rücken kratzen: Doppelklöppel über Kopf zum Rücken führen und mit einem Ende den Rücken kratzen.

Übungen mit Säckchen

Baumwollsäckchen, die z. B. mit Bohnen, Kirschkernen, Sand, Dinkel, Erbsen oder Kunststoffkugeln gefüllt sind, eignen sich für unterschiedliche Übungen wie Tragen, Stapeln, Werfen, Fangen oder Balancieren. Außerdem stimulieren sie die visuelle und taktile Wahrnehmung.

Einzelübungen

Kennenlernen: Säckchen befühlen, massieren, an andere Körperstellen halten, raten, mit was das Säckchen gefüllt ist.

Lockerungsübungen: Säckchen hochwerfen und fangen, auf einer Hand balancieren, von einer Hand in die andere werfen, Abstand vergrößern. Wie hoch kann ich werfen? Mit beiden Händen hochwerfen, dann nur mit einer Hand.

Bogen werfen: Vor dem Körper einen Bogen werfen: Von rechts nach links, mit linker Hand fangen und umgekehrt; Bogen vergrößern.

Hochwerfen: Säckchen hochwerfen und 1 × oder 2 × in die Hände klatschen.

Schwingen: Säckchen in die rechte Hand nehmen und den Arm rechts vom Körper locker schwingen lassen. Dann erfolgt ein Seitenwechsel.

Auf dem Kopf: Säckchen auf den Kopf legen und Kopf langsam nach rechts und links bewegen; gehsichere Personen können im Raum umhergehen und aufpassen, dass das Säckchen nicht herunterfällt.

Um den Körper kreisen: Säckchen um den Körper kreisen lassen.

Arm führen: Säckchen in beide Hände nehmen und Arme gestreckt nach oben führen, zurückbewegen und rechts und links nach oben führen; zurückbewegen und lockern. Säckchen nur in die rechte Hand nehmen und Arm gestreckt nach oben führen, zurückbewegen, lockern und anschließend seitlich nach oben führen und Schulter leicht nach hinten drehen, Rumpf dabei mitnehmen, zurückbewegen. Dann erfolgt ein Seitenwechsel.

Partnerübungen
Partnermassage: Die Übung ist geeignet zur Entspannung und zum Abschluss. Es bilden sich Paare, die sich gegenseitig mit dem Säckchen den Rücken massieren (Wirbelsäule und Nierengegend auslassen). Die massierte Person gibt Rückmeldung, ob die Massage angenehm, unangenehm, zu fest oder zu weich ist.

Übungen mit Stäben
Gymnastikstäbe bestehen aus Holz oder Hartkunststoff und sind ca. 50–80 cm lang. Sehr lange **Stäbe** (1 m) sind sehr unhandlich.

ACHTUNG
Bei Gruppen mit koordinationsgestörten Teilnehmern keine Stäbe einsetzen, weil beim Hantieren Verletzungsgefahr besteht.

Kennenlernen: Stab betasten, Länge schätzen, kurzen Stab auf einer Hand balancieren, zwischen beide Handflächen nehmen, eigene Übungen ausprobieren.

Übungen im Stehen
Grundposition: In Grätschstellung gehen, Knie dabei etwas beugen, Becken nach vorn kippen, Brustbein aufrichten, Kinn geht in Richtung Brustbein, Stab so fassen, dass zwischen Oberarm und Unterarm und zwischen Unterarm und Stab ein rechter Winkel entsteht. Arme, Körper und Stab bilden ein Rechteck.
- Stab zur Hochhalte, Vorhalte und Tiefhalte führen, mehrmals wechseln.
- Gleiche Übung, aber jedes Mal die Arme dazwischen beugen.
- Stab seitwärts schwingen.
- Mit Stab in Schulterhöhe Zirkelbewegungen um den Körper durchführen, erst rechts, dann links.
- Stab schulterbreit vor dem Körper halten und leicht in beide Richtungen bewegen.
- Stab vor sich aufstellen, mit rechter Hand festhalten, einmal herumgehen.
- Stab schulterbreit festhalten, an die Stirn legen, Kinn geht Richtung Brustbein, aus dieser Position Kinn parallel zum Boden vor- und zurückschieben.
- Grundposition einnehmen, Stab vor den Körper halten und so weit wie möglich nach oben schieben; Rechteck zwischen Stab und Armen soll dabei nicht verändert werden.

Übungen im Sitzen
- Stab mit der rechten Hand in der Mitte fassen und nach rechts und links drehen. Dann erfolgt ein Seitenwechsel.

- Stab rechts und links fassen und die gestreckten Arme nach oben führen und zurück, mehrmals wiederholen.
- Stab rechts und links fassen und über die Hochhalte der Arme hinter den Kopf führen, dabei auf aufrechte Haltung achten.
- Nur für kurze Stäbe geeignet: Stab mit der rechten Hand an einem Ende fassen und seitlich kleine Kreise damit „malen", Kreise immer größer werden lassen, lockern. Dann erfolgt ein Seitenwechsel. Vorsicht: genug Abstand zum Nachbarn halten.
- Mit dem Stab rechts und links Schwünge ausführen.
- Im Grätschsitz aus der Vorhalte abwechselnd das rechte Stabende in einiger Entfernung neben den rechten Fuß aufsetzen, die linke Hand geht mit, bis der Stab senkrecht steht, das gleiche zur linken Seite.
- Mit dem Stab vor den Füßen einen Halbkreis ziehen.
- Stab am unteren Ende mit beiden Händen festhalten, Hände kurz öffnen und schnell schließen, sodass der Stab Stück für Stück nach unten rutscht. Wiederholen, bis sich die Hände am oberen Ende des Stabes angekommen sind.

Gemeinschaftsübungen mit der Zauberschnur

Eine **Zauberschnur** ist ein mehrere Meter langes Gummiseil, das sich für gemeinsame rhythmische Übungen und zur Kräftigung der Muskulatur einsetzen lässt.

Übungen mit der Zauberschnur sind beliebt und stärken das Gemeinschaftsgefühl. Mit der Zauberschnur ist der Sitz- oder Stehkreis geschlossen und entspricht somit der Urform von Gemeinschaft. Sie ist für Gruppen mit mindestens 8 Personen geeignet.

Übungen im Stehkreis

- Alle Teilnehmer fassen mit beiden Händen die Schnur, sodass sie gespannt ist.
- Schnur im Takt der Musik federn lassen und mit dem Körper leicht nach rechts und links wiegen.
- 4 Schritte in die Kreismitte gehen, 4 Schritte zurück.
- 4 Schritte nach rechts gehen in Kreisrichtung, 4 Schritte rückwärts entgegen der Kreisrichtung gehen.
- Schnur gemeinsam über die gestreckten Arme nach oben führen und zurück; mehrmals wiederholen.
- Schnur gemeinsam zum Knie führen.
- Schnur gemeinsam über den Kopf führen und hinter dem Kopf festhalten.
- Seitlich zur Schnur stehen, Schnur mit einer Hand festhalten und nach rechts in Kreisrichtung gehen, Körper dabei leicht nach außen lehnen, Schnur soll gespannt sein.
- Grätschstellung: Schnur mit beiden Händen fassen, gleichmäßiges Schwingen mit Gewichtsverlagerung nach rechts und links.

- Jede 2. Person hält die Schnur vor dem Körper fest, Schnur hängt etwas tiefer, die anderen Personen halten sich an den Schultern der Nachbarn fest und steigen über die Schnur und zurück.

Übungen im Sitzkreis
- Alle Teilnehmer fassen die Schnur mit beiden Händen.
- Im Takt der Musik gemeinsam schunkeln; Schnur festhalten.
- 4 × Zauberschnur nach vorne zur Mitte führen und zurück.
- Schnur gespannt halten und mit gestreckten Armen 4 × nach oben führen.
- Versuchen, ob die Schnur hinter den Kopf geführt werden kann.
- Schnur mit einem gestreckten und einem gebeugten Arm 4 × weit nach rechts und nach links führen.
- Mit Zauberschnur 4 × vorwärts kreisen und 4 × rückwärts kreisen.
- 4 × Schnur gemeinsam bis unter die Knie führen.
- Jede 2. Person hält Schnur etwas tiefer fest, die anderen versuchen, mit dem rechten Fuß auf die Schnur zu treten.
- Einen Wurfring oder Scheibenring so schnell wie möglich an der Zauberschnur entlang wandern lassen.
- Mit der rechten Hand die Schnur festhalten und hochhalten.
- Mit der rechten Hand die Schnur festhalten, mit der linken winken. Dann erfolgt ein Seitenwechsel.
- Zauberschnur mit beiden Händen in Hüfthöhe festhalten und versuchen mit dem rechten Knie daran zu stoßen. Dann erfolgt ein Seitenwechsel.

Rhythmische Übung
Die Übung kann im Stehen und im Sitzen durchgeführt werden. Ein mögliches Musikstück ist der Schneewalzer.
- 4 × Vorderkreise beschreiben (hoch, vor, tief, zurück).
- 2 × Schnur rechts und links vor dem Körper hin- und herschwingen.
- 2 × Schnur hoch und runter bewegen.
- 2 × Schnur rechts und links hin- und herpendeln lassen.
- 4 × Rückwärtskreise beschreiben (hoch, hinten, tief, zurück).
- Wiederholung.

ACHTUNG
Teilnehmern mit starken Bewegungseinschränkungen in den Armen sollten keine zu heftigen, ruckartigen Bewegungen mit der Zauberschnur ausführen.

Bewegungsspiele
Bewegungsspiele nehmen der Übungsstunde ein Stück der Ernsthaftigkeit und verhindern Zwang und Leistungsdruck. Sie vermitteln die Freude

an der Bewegung, haben einen großen Kommunikationseffekt, können zum Abbau von Spannungen beitragen und fördern das Gemeinschaftsleben. Bewegungsspiele lassen sich gut in die Aktivierungsphase einer Gymnastikstunde einplanen.

> **ACHTUNG**
>
> Manche Bewegungsspiele sind für pflegebedürftige Menschen nicht oder nur bedingt geeignet, z.B. Spiele, in denen Springen, Hüpfen und Schnellkraft gefragt sind. Der Gruppenleiter berücksichtigt auch, dass manche Menschen ein verzögertes Reaktions- und eingeschränktes Koordinationsvermögen haben, sodass Übungen, die darauf keine Rücksicht nehmen, zu Verletzungen führen können.

Atomspiel

Das **Atomspiel** ist ein unterhaltsames und beliebtes Spiel für gehfähige und gehsichere Teilnehmer. Es eignet sich auch als Einstiegs- oder Aufwärmspiel. Die Teilnehmerzahl liegt bei 12 Personen. Man benötigt lebhafte Musikstücke.

Durchführung

Die Teilnehmer bewegen sich ziellos im Raum umher. Zu schneller Musik können sie schneller gehen oder laufen. Bei Musikstopp ruft der Gruppenleiter eine Zahl, z.B. „Vier". Nun sollen sich vier Teilnehmer so schnell wie möglich zusammenfinden. Zusätzlich ruft der Leiter eine Aufgabe, die von den Gruppen zu erfüllen ist, z.B. „Im Kreis sitzen". Besteht eine Gruppe aus mehr oder weniger als die ausgerufenen Teilnehmer, scheidet sie aus. **Variante:** Die Gruppe, die ihre Aufgabe zuerst erfüllt hat, erhält Pluspunkte.

Haltet das Feld frei

Ein lebendiges Wettkampfspiel für eine 8–20 gehfähige und gehsichere Teilnehmer.
Man benötigt 4 große Luftballons bzw. 4 Schaumstoff- oder Softbälle, Ständer mit Netz für die Spielfeldabgrenzung, Trillerpfeife.

Durchführung

Der Raum ist in zwei Spielfelder geteilt. Die Teilnehmer sollen die Luftballons oder Bälle möglichst schnell auf die andere Seite werfen oder stoßen. Alle Teilnehmer versuchen, ihr eigenes Feld immer sauber zu halten, d.h., die ankommenden Ballons abzuwehren und zu Boden fallende schnell auf die andere Seite zu befördern. Das Grundspiel wird meistens so durchgeführt, dass ein Ball über die Mittellinie zurückgerollt oder -geworfen werden darf. Das trennende Netz sollte mindestens 1 m hoch sein. Wer nach Abpfiff die wenigsten Ballons in seiner Spielhälfte hat, gewinnt.

Ringwurf-Spiel

Ein geselliges Wettkampfspiel, das im Sitzen und im Stehen gespielt werden kann. Für 4–10 Personen geeignet. Man benötigt ein Ringwurf-Set.

Durchführung

Die Teilnehmer werfen die Ringe gezielt auf die fünf bunten Stifte, jeder Stift ist mit einer bestimmten Punktzahl bewertet. Sieger ist, wer die meisten Punkte erzielt hat. **Variante:** Das Spiel kann auch in zwei Wettkampfgruppen gespielt werden.

Schuhkartonabschuss

Ein lustiges Spiel für eine sportgeübte Gruppe von 10–20 Teilnehmern. Kann im Stehen oder im Sitzen durchgeführt werden. Man benötigt so viele Schuhkartons (ohne Deckel) wie Teilnehmer und zwei Gymnastikbälle.

Durchführung

Man baut die Schuhkartons an der Mittellinie des Raums auf einer Erhöhung (ideal ist eine Gymnastikbank) nebeneinander auf; immer abwechselnd mit der offenen Seite und dem Boden in die andere Richtung. Der Übungsleiter bildet zwei Mannschaften. Sie versuchen, mit dem Ball so viele Schachteln wie möglich umzuwerfen, dabei dürfen die Mitspieler die Linie, die sich vor der Bank mit den Schachteln befindet, nicht überschreiten. Die Mannschaft, auf deren Seite die wenigsten Schachteln liegen, hat gewonnen.

Schuhsohle an Schuhsohle

Ein lustiges, lebendiges Spiel, das viel Spaß macht. Es ist auch als Aufwärmspiel geeignet. Geeignet für eine Gruppe mit beliebig vielen Teilnehmern, die miteinander bekannt sind. Material ist nicht nötig.

Durchführung

Das Spiel verlangt ein schnelles Umsetzen von Aufgaben und fordert das Reaktionsvermögen. Alle Teilnehmer bewegen sich im Raum. Ein Mitspieler nennt Körperteile, die von den durcheinander laufenden Teilnehmern möglichst schnell paarweise aneinander gehalten werden sollen. Der Spielleiter spielt mit, nachdem er zwei Körperteile genannt hat. Die Gruppe soll aus einer ungeraden Teilnehmerzahl bestehen, da ein Spieler bei der Paarbildung übrig bleiben soll. Dieser sagt dann als Nächster ein Körperteil an.

Kreisfußball

Ein einfaches Fußballspiel für maximal 10 Personen, bei dem es darum geht, Punkte zu erzielen. Man benötigt einen Schaumstoffball.

Durchführung

Die Teilnehmer fassen sich an den Händen und bilden einen Kreis. Jeder Teilnehmer versucht, den Ball aus dem Kreis herauszuschießen. Der Spieler, an dessen rechter Seite oder durch dessen Beine der Ball den Kreis verlassen hat, erhält einen Minuspunkt.

Gordischer Knoten
Ein interessantes Gemeinschaftsspiel für 6–12 Personen, das Geduld, Konzentrations- und Bewegungsfähigkeit fördert. Für geh- und bewegungssichere Personen im Stehen. Man benötigt pro Teilnehmer einen Strumpfzopf oder ein Handtuch.

Durchführung
Die Teilnehmer stehen in einem engen Kreis zusammen, jeder hat in der rechten Hand einen Strumpfzopf oder Handtuch und greift nun ein freies Ende eines anderen Zopfs oder Handtuchs, bis alle verknotet sind. Durch Drunter- und Drübersteigen, jedoch immer, ohne den Griff um die Gegenstände zu lösen, sollen die Teilnehmer gemeinsam einen Weg zur Entwirrung des Knotens finden.
Das Spiel gelingt nicht, wenn man nur mit einem anderen Spieler eine Verbindung eingeht, d. h. der freie Zipfel des eigenen Zopfs oder Handtuchs muss wenigstens von jemand anderem gefasst werden als wiederum von der Person, deren freies Ende des Zopfs man selbst in der Hand hält.

Spiel mit dem Schwungtuch
Ein beliebtes Gemeinschaftsspiel für eine sitzende und stehende Gruppe von 8–16 Personen, das den ganzen Körper, besonders die Grobmotorik trainiert. Je nach Größe des Schwungtuchs kann die Zahl der Teilnehmer unterschiedlich groß sein. Man benötigt ein Schwungtuch und einen Ball.

Durchführung
Im Schwungtuch können leichte Gegenstände bewegt und den einzelnen Partnern zugespielt werden. Besonders Spaß macht es, sich im Schwungtuch einen leichten Ball mittlerer Größe zuzuspielen. Das Schwungtuch kann gemeinsam auf- und abgeschwungen werden. Ziel ist es, die gemeinsamen Bewegungen zu koordinieren, sodass es sich bläht und fast in der Luft steht. Dies erreicht man am leichtesten, wenn alle Mitspielenden bei der Aufwärtsbewegung einen kleinen Schritt nach innen gehen und die Arme anschließend strecken. Der Gruppenleiter achtet darauf, dass die Teilnehmer ungefähr gleich groß sind.
Variante im Stehen: Auf Ansage des Spielleiters werden die Plätze gewechselt, z. B. „Alle, die im Mai Geburtstag haben".

Wollknäuelspiel
Ein Kommunikations- und Bewegungsspiel für 6–12 Personen, das im Sitzen gespielt wird und für bewegungseingeschränkte Menschen geeignet ist. Man benötigt ein farbiges Wollknäuel.

Durchführung

Der Spielleiter wirft einem Teilnehmer im Sitzkreis das Knäuel zu und hält den Fadenanfang fest. Der Teilnehmer, der das Knäuel fängt, soll z.B. erzählen, was er in der vergangenen Woche gemacht hat. Wenn er fertig ist, hält er den laufenden Faden fest und wirft das Knäuel einem anderen Teilnehmer zu. So entsteht zwischen den einzelnen Teilnehmern ein Fadenspinnennetz. Zuletzt wird das Netz aufgelöst, indem die Teilnehmer das Knäuel den Faden entlang zurückwerfen. Das Spiel kann auch als Kennenlernspiel eingesetzt werden.

Ballontausch

Ein Geschicklichkeitsspiel mit Luftballons für 6–12 Personen, das im Sitzen gespielt werden kann. Man benötigt pro Teilnehmer einen Luftballon.

Durchführung

Die Teilnehmer sitzen im Kreis. Jeder hat einen Ballon und versucht, ihn durch leichtes Schlagen in der Luft zu halten. Auf ein Zeichen tippen ihn alle schräg links vorwärts, sodass der linke Nachbar ihn erhält, während man selbst von rechts annehmen muss. Pro richtige Flugrichtung gibt es einen Punkt. Schlägt man den Ballon zu ungenau, gibt es einen Punktabzug. Gespielt wird nach Zeit oder Punkten. **Variante:** Bei leistungseingeschränkten Gruppen ohne Punkte spielen, weil sonst ein zu großer Leistungsdruck entsteht.

Merke

Beim Spielen haben Spaß und Erfolgserlebnisse Vorrang. Deswegen sind Spielregeln immer so abzuwandeln, dass sie dem Leistungsniveau der Gruppe entsprechen.

Bewegungskreise

Ein Bewegungsspiel, das Konzentration und Reaktionsvermögen trainiert. Geeignet für Sitzgymnastikgruppen mit 6–14 Personen. Man benötigt 3 Gymnastikreifen.

Durchführung

Die Reifen liegen in der Mitte. Jedem Reifen ist eine Bewegung zugeordnet:
1. Händeklatschen.
2. Mit den Armen über dem Kopf winken.
3. Füße hoch und runter bewegen.

Der Gruppenleiter tritt in einen Reifen und alle wiederholen die dazugehörige Bewegung. Dann wechselt der Leiter den Reifen, die Teilnehmer sollen entsprechend reagieren. Der Reifenwechsel kann problemlos dem Reaktionstempo der Gruppe angepasst werden. **Variante:** Der Leiter steht mit jeweils einem Bein in einem Reifen. Was nun?

Staffeln

Staffeln mit lockerer Leistungsatmosphäre und dosierter Belastung sind gut für die Stimmung, stärken den Gruppencharakter eines Spieles und machen Spaß. Es gibt viele Möglichkeiten und Varianten. Ein Spielleiter kann die Staffeln je nach Leistungsfähigkeit und Interesse zusammenstellen. Es sollten so viele Teilnehmer dabeisein, dass sich zwei Mannschaften bilden lassen. Man benötigt zwei große Luftballons, zwei Schaumstoffwürfel, zwei Gymnastikstäbe, Luftballons oder andere Handgeräte und Gegenstände.

Durchführung

Der Übungsleiter bildet zwei Mannschaften, die sich in einem Abstand von ca. 8–10 m gegenüberstehen. Zwei Mitspielende jeder Mannschaft müssen nun einen Gegenstand, z. B. den Schaumstoffwürfel, zwischen ihre Körper nehmen und zum nächsten Paar transportieren. Der Gegenstand darf nicht herunterfallen. **Variante:** Gegenstand zwischen Hüfte, Brust, Gesäß oder andere Körperteile nehmen und transportieren.

LESE- UND SURFTIPP
Bärbel Schöttler: Bewegungsspiele – 50 plus. Meyer & Meyer Verlag, Aachen, 2010.

Entspannungsübungen

Entspannungsübungen tragen zum Wohlbefinden bei, indem sie helfen, Spannungen abzubauen. Jede Anspannung geht mit einem erhöhten Muskeltonus einher, der sich durch körperliche Symptome wie Schmerzen, aber auch durch Unruhe oder ständig kreisende und nicht abschaltbare Gedanken (Grübeln) bemerkbar machen kann.

ACHTUNG
Bestehen Unruhe und Anspannungszustände langanhaltend, ziehen Pflegende den behandelnden Arzt zu Rate.

Merke

Entspannungsübungen wie Autogenes Training sollten nur erfahrene und dafür ausgebildete Übungsleiter durchführen, weil sie zu Angstzuständen und Störungen der Atmung führen können.

Entspannungsübungen können im Sitzen oder im Liegen durchgeführt werden, eine ruhige, reizarme Atmosphäre ist wichtig. Es ist möglich, sie mit leiser Musik zu begleiten.

Entspannung im Kutschersitz

Eine Entspannungsübung im Sitzen auf einem Stuhl für beliebig viele Teilnehmer. Material ist nicht nötig.

Durchführung

Die Teilnehmer sitzen im Sitzkreis im **Kutschersitz** (▶ Abb. 3.6) auf der vorderen Hälfte des Stuhls, die Füße stehen mit der gesamten Sohle fest auf dem Boden, Beine schulterbreit auseinander, Rücken möglichst lang und gerade, Unterarme oder Ellbogen auf die Oberschenkel stützen. Der Kutschersitz ermöglicht durch Dehnung des Brustkorbs eine tiefe Atmung. Der Übungsleiter weist auf die Bedeutung einer gleichmäßigen und ruhigen Atmung hin und fordert zur Konzentration auf: „Wir tasten unseren Körper in Gedanken von oben nach unten ab, ob alle Gliedmaßen und Körperpartien entspannt und gelöst sind. „Wie sieht es aus mit dem Kopf? Gesicht? Hals? Brustkorb? Oberarmen? Unterarmen? Händen? Bauch? Schultern? Rücken? Gesäß? Oberschenkeln? Unterschenkeln? Füßen?" Er fordert die Teilnehmer auf, etwaiges Unwohlsein verbal auszudrücken, und fragt dazu gezielt nach. Ein passendes Gedicht oder eine kleine Kurzgeschichte können einen guten Abschluss bilden.

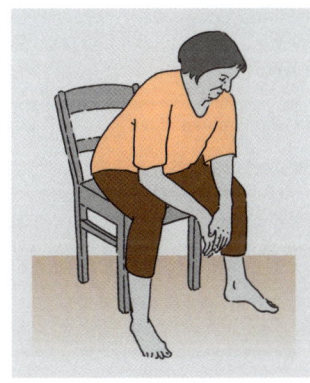

Abb. 3.6 Kutschersitz. [L119]

Palmieren

Eine kurze Entspannungsübung im Sitzen für beliebig viele Teilnehmer. Material benötigt man nicht.

Durchführung

Handflächen aneinander warm reiben, Augen schließen und die warmen Hände als „Schale" auf die geschlossenen Augen legen. Wärme, Stille und Dunkelheit ca. eine Minute genießen, dabei die Gedanken vorbeiziehen lassen. Hände langsam wieder von den Augen nehmen, Augen langsam öffnen, blinzeln, tief durchatmen, recken und strecken.

Gegenseitige Massage

Eine angenehme und beliebte Übung für eine gemischte Gruppe mit beliebig vielen Teilnehmern, von denen einige sitzen und andere stehen. Man benötigt Entspannungsmusik und Igelbälle.

Durchführung

Die Teilnehmer finden sich zu Paaren zusammen. Bei einer ungeraden Zahl der Teilnehmer macht der Gruppenleiter mit. Jeweils ein Teilnehmer steht hinter der Stuhllehne eines sitzenden Teilnehmers und beginnt, nach der leisen Begleitungsmusik erst Schultern und Nacken, danach Ar-

me und Rücken zu massieren (Wirbelsäule und Nierengegend auslassen). Nach einigen Minuten findet ein Rollenwechsel statt.
Variante: Wer möchte, kann sich mit einem Igelball massieren lassen. Vielen Massierenden fällt es leichter, mit einem Igelball zu massieren, als mit der eigenen Hand.

Fantasiereisen
Fantasiereisen sind Entspannungsübungen für 4–12 Personen, bei denen die Teilnehmer mit Hilfe ihrer Fantasie eine „innere Reise" unternehmen. Der Gruppenleiter erzählt mit ruhiger Stimme eine entspannende Geschichte, die das visuelle Vorstellungsvermögen der Teilnehmer anregt und sie in einen gelösten Zustand versetzen kann. Geeignet für Teilnehmer, die sich auf diese Übung einlassen können. Die Übung kann im Sitzen oder Liegen durchgeführt werden. Man benötigt Meditationsmusik oder eine CD mit Wassergeräuschen.
Der Anleiter spricht den ausgewählten Text mit ruhiger Stimme.

Merke
Für schwerhörige Menschen sind Fantasiereisen irritierend oder langweilig, wenn sie nicht alles hören können. Deshalb achtet der Gruppenleiter darauf, dass die eingeschränkten Teilnehmer ihr Hörgerät tragen oder direkt neben ihm sitzen.

Schunkeln im Kreis
Diese Übung für mindestens 6 Personen eignet sich gut zum entspannenden Abschluss einer Runde, wenn die Gruppe sich ganz gut kennt, miteinander wohlfühlt und ein gutes Vertrauensverhältnis besteht. Man benötigt eine ruhige, stimmungsvolle Schunkelmusik.

Durchführung
Die Teilnehmer stehen im Kreis und legen die Arme und Hände jeweils auf den Rücken der linken und rechten Nachbarn. So entsteht ein Kreis, der sich hält. Im Takt der Musik wiegen sich die Teilnehmer sacht hin und her. Geeignet zum Ausklang einer Stunde. **Variante:** Das Schunkeln kann auch im Stuhlkreis durchgeführt werden, dazu fassen sich alle an den Händen und wiegen sich im Takt der Musik.

Progressive Muskelentspannung nach Jacobson
Diese Entspannungsübung ist als Selbsthilfeübung von dem schwedischen Arzt Edmund Jacobson entwickelt worden. Er fand heraus, dass durch Anspannung und Lösen der Muskeln eine Entspannung möglich ist. Geeignet für 1–14 Personen, die sich leicht verkrampfen, anspannen oder unruhig sind. Im Liegen und Sitzen möglich. Man benötigt ganz leise Entspannungsmusik im Hintergrund und eine Gymnastikmatte für jeden Teilnehmer.

Durchführung

Die Teilnehmer schließen die Augen und kommen zur Ruhe. Der Übungsleiter empfiehlt ihnen, auf eine gleichmäßige Atmung zu achten. Nacheinander spannen sie die Muskelpartien jeweils 2 × an, halten sie einige Sekunden in der Spannung und lösen sie dann, Die Entspannungsphase dauert ca. zwei Minuten.

Füße
- Zehen mit aller Kraft zur Fußsohle biegen, Spannung halten, lösen.
- Zehen in Richtung Fußrücken ziehen, Spannung halten, lösen.

Beine
- Ferse (beim Sitzen die Fußsohle) kräftig auf die Unterlage drücken, Spannung halten, lösen.
- Knie durchdrücken, Beine leicht von der Unterlage heben, Spannung halten, lösen.
- Knie durchdrücken, Waden gegen die Unterlage drücken, Spannung halten, lösen.
- Im Sitzen: Oberschenkel gegen Sitzunterlage drücken, Spannung halten, lösen

Becken
- Gesäßmuskeln anspannen, Schließmuskel von Darm und Blase anspannen, Spannung halten, lösen.

Bauch
- Bauch so weit wie möglich vorwölben, Spannung halten, lösen.
- Bauch kräftig nach innen ziehen, Spannung halten, lösen.

Schultern
- Schultern so weit wie möglich nach vorn ziehen, Spannung halten, lösen.
- Schulterblätter nach oben ziehen, als ob man die Ohren erreichen will, Spannung halten, lösen.

Arme
- Hände zu Fäusten ballen, zu den Oberarmen ziehen und kräftig anspannen, Spannung halten, lösen.

Gesicht
- Augen fest zukneifen, Mund zu einem schmalen Strich zusammenkneifen, Mundwinkel Richtung Ohren ziehen, Spannung halten, lösen.

ACHTUNG
Entstehen bei den Anspannungsübungen Schmerzen, ist es wichtig, die Anspannung sofort zu lösen. Wenn die Schmerzen anhalten, benachrichtigen Pflegekräfte umgehend den Arzt.

Atemübungen

Mit therapeutischen Atemübungen lässt sich ebenfalls Entspannung herbeiführen. Sie greifen in das organische Funktionssystem ein und sollten deshalb nur von geschulten Gruppenleitern durchgeführt werden.

Übungsleiter beobachten grundsätzlich bei allen Übungen die Atmung der Teilnehmer und wirken auf eine gleichmäßige und ruhige Atmung hin. Häufige Gefahr bei Dehnungs- und Kräftigungsübungen ist das „Luft anhalten". Bei zu großer Anstrengung, Stress und Angst hingegen beschleunigt sich die Atmung.

Hier einige leichte Atemübungen, die eine gleichmäßige, ruhige und tiefe Atmung und Entspannung fördern:

- **Verlängertes Ausatmen:** Einatmen, entspannen und langsam ausatmen, sodass die Ausatmungsphase länger dauert als die Einatmungsphase.
- **Wahrnehmung fördern:** Eine Hand auf die Brust legen, eine Hand auf den Bauch; tief einatmen und darauf achten, welche Hand sich weiter vom Körper weg bewegt. Das Ziel besteht darin, dass sich die auf dem Bauch liegende Hand mehr vom Körper weg bewegt (Bewusstwerden der Bauchatmung).
- **Bauchatmung:** Beide Hände auf den Bauch legen, tief einatmen und der Bauchdecke erlauben, sich auszudehnen.
- **Atmen mit einem Seufzer:** Entspannen, tief einatmen und mit einem hörbaren Seufzer ausatmen.

Bewegungslieder

Bewegungslieder sind sehr beliebt und können auch gut als Einstieg, Aufwärmübung (▶ Kap. 3.12.2) oder zum Abschluss einer Gymnastikstunde eingesetzt werden.

Der Gruppenleiter singt das Lied langsam vor und führt die dazugehörigen Bewegungen für alle sichtbar aus. Die Teilnehmer singen das Lied dann gemeinsam und bewegen sich dazu. Wenn das Lied unbekannt ist, erst das Lied singen und lernen, in einem zweiten Schritt die Bewegungen hinzufügen.

Für die Gymnastik ist folgendes Lied sehr passend. Man singt es nach der Melodie „Da droben auf dem Berge" und bewegt sich nach Textanweisung des Liedes. Bei „Holladihia ..." schunkeln die Teilnehmer. Ein weiteres beliebtes Lied ist „Hab Sonne im Herzen", das nach der Melodie „Der Mai ist gekommen" zu singen ist (▶ Tab. 3.3).

Tab. 3.3 Bewegungslied „Hab Sonne im Herzen".	
Hab Sonne im Herzen	
Liedtext	Bewegung
Hab Sonne im Herzen,	Vor dem Oberkörper mit den Armen eine runde Sonne malen und Hände vor dem Herzen kreuzen
ob's stürmt oder schneit,	Mit Armen und Händen schüttelnde Bewegungen vor dem Oberkörper andeuten

Tab. 3.3 Bewegungslied „Hab Sonne im Herzen". *(Forts.)*

Hab Sonne im Herzen

Liedtext	Bewegung
ob der Himmel voll Wolken,	Wolken in die Luft malen
die Erde voll Streit!	Die Arme wie zwei Säbel vor dem Körper kreuzen
Hab Sonne im Herzen,	Vor dem Oberkörper mit den Armen eine runde Sonne malen und Hände vor dem Herzen kreuzen
dann komme, was mag!	Handflächen vor dem Körper aneinander und Kopf nach rechts und links wiegen
Das leuchtet voll Licht dir	Arme mit Handflächen nach oben ausbreiten
den dunkelsten Tag!	Mit dem Oberkörper schunkeln

Tanz

Da das **Tanzen** eine ganz ursprüngliche Bewegungsform ist, sprechen Tanzangebote sehr viele Menschen an. Sie sind wichtiger Bestandteil der Bewegungsförderung.

Das Anleiten von Tanzstunden erfordert praktische Erfahrung, Freude am Tanzen und eine methodische Grundausbildung. Die Erfahrung zeigt, dass Tänze allein nach theoretischen Beschreibungen nicht angeleitet werden können.

Der Tanzanleiter

- kennt die Tänze und deren Schwierigkeitsgrade gut,
- schätzt die Gruppe ein: Welche Tanzfähigkeiten bringen die Teilnehmer mit? Welche Tänze können der Gruppe zugetraut werden?
- achtet bei der Auswahl der Tänze auf einfache, sich wiederholende Tanzformen, die keine schnellen Drehungen, kein Hüpfen oder Springen erfordern. Besonders geeignet sind Tänze mit gleichberechtigten Partnern, z. B. Kreistänze, Polonaisen,
- arbeitet sich während der Tanzstunde von Bekanntem zu Unbekanntem vor und vermittelt schwierige Tänze mit mehreren Schrittfolgen abgestuft,
- gibt kurze und präzise Anweisungen, aber nicht zu viele Erklärungen,
- gibt den Rhythmus vor,
- tanzt die Schrittfolge 1–2 × vor, bevor die Teilnehmer sie mit Musik üben,
- gibt Einsätze und Bewegungswechsel verbal an, tanzt selbst mit und achtet auf ein gleichmäßiges Tempo.

Eberesche

Eberesche ist ein leichter russischer Folklore-Tanz und für alle gehfähigen Teilnehmer geeignet. Er hat ein ruhiges Tempo und ist deshalb als Entspannungstanz zum Ausklang einer Stunde oder als ruhiger Besinnungstanz zum Einschwingen einer Stunde einsetzbar. Man benötigt entsprechende Folkloremusik (z. B. „Kreis- und Reigentänze der Völker"; Infos unter www.tanzversand-shop.de).

Tanzschritte
- Ausgangsaufstellung: Der Kreis, in Handhaltung verbindend, die rechte Hand nimmt, die linke Hand gibt (V-Haltung).
- Teilnehmer tanzen nach rechts.
- Rechts vor, links vor, rechts vor und leicht mit dem Oberkörper wiegen, indem der linke Fuß zurückgeht.
- Wiederholung.
- Mit dieser Schrittfolge tanzen und nach einer Weile den rechten Nachbarn loslassen und in einer Schlange durch den Raum ziehen.
- Die Schlange zum Kreis führen und eine Spirale tanzen.
- Wenn es in der Spirale in der Mitte eng wird, eine 180-Grad-Wende machen und die Spirale nach außen führen und erneut zum Kreis zusammenkommen.
- Wenn zu schwierig, Spirale weglassen und in Schlangenlinien durch den Raum bewegen.
- Je nach Tanzkreisgröße die Musik 2 × spielen lassen.

Ulmentanz

Der **Ulmentanz** stammt aus der lettischen Folklore. Er ist ein ruhiger und einfacher Kreistanz, der die Teilnehmer unterstützen soll, sich auf das Wesentliche zu konzentrieren und neue Kräfte zu schöpfen. Man benötigt entsprechende Folkloremusik (z. B. „Schlüsselblume" von Anastasia Geng; Infos unter www.bachbluetentaenze.at).

Tanzschritte
- Ausgangsaufstellung: Der Kreis, in Handhaltung verbindend: Die rechte Hand nimmt, die linke Hand gibt (V-Haltung).
- Jeder Teilnehmer wiegt sich in ganz kleinen Hüftkreisen im Takt der Musik im Uhrzeigersinn um sich selbst.
- Dann 4 kleine Schritte rückwärts (nach links auf der Kreislinie), 4 × wiegen.
- 4 Schritte vorwärts (nach rechts auf der Kreislinie), 4 × wiegen.
- 4 Schritte zur Mitte, 4 × wiegen.
- 4 Schritte zurück, 4 × wiegen.
- Immer mit dem rechten Fuß beginnen.
- Wiederholung.

Merke

Bei Kreis- oder Sitztänzen ist es schön, eine Mitte zu gestalten. In der Mitte können z. B. ein Blumenstrauß, ein Tuch mit jahreszeitlicher Gestaltung oder eine Schale mit Naturelementen stehen. Die Konzentration der Mitte steht symbolisch für das Zentrale, die Mitte in jedem Menschen selbst und unterstützt als Kraftquelle.

Gang zum Meer
Gang zum Meer ist ein unbeschwerter Tanz mit leichter Schrittfolge. Er kann im Kreis oder im halboffenen Kreis getanzt werden. Der Tanz ist sofort erlernbar. Als Musik eignet sich „Die schönsten Sirtakis von Griechenland" von Mikis Theodorakis.

Tanzschritte
- Ausgangsaufstellung: Kreis oder Halbkreis, in Handhaltung verbindend (V-Haltung).
- Tanzeinsatz mit Singbeginn.
- 4 Schritte nach rechts in Tanzrichtung, mit links beginnend (links, rechts, links, rechts); Körper mit in Tanzrichtung nehmen.
- Linker Fuß kreuzt vorn den rechten Fuß, dann kreuzt er nach hinten, Körper dabei etwas zur Kreismitte nehmen.
- Wiederholung.
- Dann mit linkem Fuß ganz leicht stampfen und wieder mit links entschieden weiter gehen.
- Wiederholung.

Navidadau
Navidadau ist ein Lichtertanz zu Weihnachten, dessen Herkunft unbekannt ist und der zu einem Weihnachtslied aus Bolivien passt. Man tanzt den Kreistanz zur Ehre von Jesus Christus, aus Freude über die Geburt Jesu und der damit verbundenen Hoffnung für die Menschen. In der rechten Hand halten die Tänzer eine kleine Glasschale mit einem brennenden Teelicht. Als Musik eignet sich die CD „Weihnachtslieder aus Lateinamerika" von Olivia Molina.

Tanzschritte
- Aufstellung in Kreisform.
- Linke Hand liegt auf der rechten Schulter der Nachbarn.
- Rechte Hand mit Teelicht bzw. LED-Licht vor dem Herzen.
- Tanzrichtung nach links.
- Tanzbeginn nach dem Vorspiel.
- Linker Fuß nach links, rechter Fuß ran.
- Linker Fuß nach links, rechter Fuß ran.
- Etwas innehalten.

- Füße tippen Kreuz:
  - Rechts Tipp zur Mitte, Rechts Tipp nach rechts, Rechts Tipp nach hinten, Rechts ran.
  - Links Tipp zur Mitte, Links Tipp nach links, Links Tipp nach hinten, Links ran.
- Wiederholung.

Sitztänze

In Pflegeeinrichtungen erfreuen sich die **Sitztänze** immer größerer Beliebtheit. Von den Tanzleitern des Bundesverbandes Seniorentanz (siehe Lese- und Surftipp) sind sehr viele interessante Sitztänze entwickelt worden.

Merke

Auch für den Sitztanz gilt, dass die Bewegungen nach der Musik wie von selbst ausgeführt und nicht als anstrengend empfunden werden sollen.

Sirtaki im Sitzen

Ein **Sirtaki** (griechischer Volkstanz) im Sitzen ist ein beliebter, leicht erlernbarer Tanz. Als Musik eignet sich „Zorba. Die schönsten Sirtakis aus Griechenland" von Mikis Theodorakis.

Tanzbewegungen
- Auf 4 Takte hin und her wiegen (Fantasie: Wind).
- Auf 4 Takte mit dem rechten Arm wellige Bewegungen von unten nach oben machen (Fantasie: Imitation von Wasserwellen).
- Auf 4 Takte mit dem linken Arm Wasserwellen von links nach rechts.
- Auf vier Takte: Rechte Hand vor, linke Hand vor, beide Hände nach unten (Fantasie: Sprung ins Wasser).
- Wie die letzten Takte, nur Hände zurücknehmen (Fantasie: Vom Wasser zurück).
- Wiederholung so lange, bis der schnelle Teil kommt.
- Schneller Teil: Grundstruktur schnell tanzen oder Tücher schwenken.

Rheinländer im Sitzen

Der **Rheinländer** ist ein leichter Tanz im ¾-Takt. Die Teilnehmer setzen paarweise nebeneinander. Als Musik eignet sich die CD 39508 „Tänze im Sitzen 2" vom Bundesverband Seniorentanz, Bremen.

Tanzbewegungen
- Auf den 1. Takt Hände in die Hüften stemmen und zum Partner drehen.
- Auf den 2. Takt wie oben zum Nebenpartner drehen.
- Auf 3. Takt rechten Arm anwinkeln, rechter Daumen zeigt nach rechts, dabei linke Hand unter rechten Ellenbogen legen.
- Takt 4 wie Takt 3, gegengleich.
- Takt 5–8 wie Takt 1–4.

- Takt 9: Arm zum Partner hin wie einen Halbbogen hochheben und durchschauen.
- Takt 10 wie Takt 9, zum Nebenpartner gewandt.
- Bei Takt 11 wird 3 × leicht mit den Füßen gestampft (rechts, links, rechts).
- Bei Takt 12 wird 3 × in die Hände geklatscht (kurz, lang, kurz).
- Takt 13–16 wie Takt 9–12.

Walzerkreis

Der **Walzerkreis** ist ein mittelschwerer Sitztanz nach Walzermusik, der vom Bundesverband Seniorentanz entwickelt wurde. Als Musik eignet sich die CD 39508, „Tänze im Sitzen 2" vom Bundesverband Seniorentanz, Bremen.

Tanzbewegungen

- Ausgangsaufstellung: Im Sitzkreis und Hände durchgefasst.
- Auf 1. Takt Arme vorschwingen.
- Auf 2. Takt Arme zurückschwingen.
- Auf Takt 3 und 4 Füße im Rhythmus stampfen.
- Takt 5–16 wie Takt 1–4 (3 × wiederholen).
- Dann Hände lösen.
- Bei Takt 17–18 Hände in Kopfhöhe, Handflächen nach vorn, 2 × die Hände nach rechts kreisen.
- Bei Takt 19–20 2 × die Hände nach links kreisen.
- Takt 21–24: wie Takt 17–20.
- Takt 25–26: Handflächen aneinandergelegt, Arme im flachen Bogen nach rechts schwingen, nachfedern.
- Takt 27–28: wie Takt 25–26, gegengleich.
- Takt 29–30: Hände auf die Knie legen, ausruhen.
- Hände durchfassen.

LESE- UND SURFTIPP

Bundesverband Seniorentanz e. V.: www.seniorentanz.de

3.3 Biografiearbeit

Definition

Biografie: Summe des bisher zurückgelegten Lebenswegs.
Erinnern (*Lebensrückschau*): Prozess, der die Vergangenheit (meist die persönlichen Erlebnisse) ins Gedächtnis ruft.
Biografiearbeit (*Erinnerungspflege*): Einbeziehen der Vergangenheit in die Gegenwart und die Erwartungen für die Zukunft. Produktiver Prozess, der im besten Fall die ganze Lebensspanne eines Menschen umfasst und verknüpft.

In der Pflege setzt man **Biografiearbeit** im Sinne von Lebensrückschau gezielt ein, um einen produktiven und bereichernden Prozess für den Betroffenen in Gang zu setzen, der in größerer Lebenszufriedenheit und einer akzeptierenden Selbstannahme mündet. Die dabei erhobenen Informationen dienen auch dazu, pflegerische Maßnahmen, z.B. aus dem Bereich der Aktivierung und Beschäftigung, genauer an die Lebenswelt der pflegebedürftigen Menschen anzupassen.

3.3.1 Grundsätzliche Überlegungen

Ob ein Mensch Biografiearbeit als bereichernden Prozess erlebt oder zum Anlass für das Verharren in negativen Erinnerungen nimmt, hängt entscheidend von seiner Persönlichkeit und der individuellen Lebensbilanz ab. Sie birgt folgende Chancen:
- Selbstannahme
- Akzeptanz der eigenen Lebensgeschichte
- Bewältigung von schwierigen Lebensabschnitten und -krisen und Aussöhnung mit dem persönlichen Schicksal
- Erhöhte Lebensqualität und Zufriedenheit
- Wohlbefinden durch Freude an positiven Erinnerungen
- Verbesserung der Kommunikationsfähigkeit
- Positive Auseinandersetzung mit dem Alter
- Förderung von (verborgenen) Ressourcen

ACHTUNG
Die Beschäftigung mit der eigenen Vergangenheit kann positive, aber auch unangenehme Emotionen hervorrufen. Pflegende beobachten den Prozess deshalb sehr aufmerksam, um z.B. die Entstehung eines posttraumatischen Belastungssyndroms zu vermeiden, das entstehen kann, wenn der Betroffene lange verdrängte Erfahrungen (z.B. Vergewaltigung) in seine Erinnerung zurückkehren lässt.

Zielgruppe
Biografiearbeit ist grundsätzlich mit allen Menschen möglich, die über ausreichende kognitive Fähigkeiten verfügen, den Verlauf der Zeit zu rekapitulieren und sich an Details aus ihrer Biografie zu erinnern.
Erinnerungspflege kann in Einzel- oder Gruppenarbeit erfolgen. Es sind auch Gruppen mit Teilnehmern verschiedener Generationen möglich.

3.3.2 Vorbereitung

Um Zugang zu den Erinnerungen zu finden, bedarf es einiger Anregungen und Anstöße (*Trigger*). Die Pflegenden suchen gemeinsam mit den Betroffenen nach **Schlüsseln,** mit denen sich die Tür zu den Erinnerungen öffnen lässt. Besonders geeignet sind sinnliche Eindrücke, Bilder,

Musik, Lieder, Gegenstände, Geschichten, Gedichte, Reime oder andere bekannte Dinge.

ACHTUNG
Im Mittelpunkt stehen die angenehmen Seiten der Erinnerungspflege. Pflegende hüten sich vor einer kritische Durchleuchtung und Bewertung persönlicher Schwächen oder Verfehlungen. Erinnerungspflege ist keine Therapie.

3.3.3 Tipps für die Durchführung

Erzählcafé

Definition

Erzählen: Wiedergabe von Erinnerungen oder mündlich überlieferten Geschichten im Sinne eines Vortrags oder eines Dialogs.

Ein **Erzählcafé** wendet sich, im Gegensatz zu einem biografischen Beschäftigungsangebot, das üblicherweise in einer überschaubaren Kleingruppe stattfindet, an die Öffentlichkeit. Die möglichen Variationen von Erzählcafés arbeiten mit unterschiedlichen Schwerpunkten. Alle bieten jedoch den Teilnehmern ein öffentliches Forum, in dem sie sich mit anderen, auch jungen Menschen treffen, um Erinnerungen zu teilen, Erfahrungen auszutauschen und soziale Kontakte zu schließen. Ein Beispiel sind regelmäßig stattfindende Erzählnachmittage in einer anregenden Kaffeehausatmosphäre. Die Ziele dieses Angebots sind:
- Schaffung eines Kontakt-Forums
- Stadtteilbezogene Arbeit
- Auseinandersetzung mit Alltagsgeschichten
- Auseinandersetzung mit der eigenen Lebensgeschichte
- Wertschätzung und Nutzung der Lebens- und Zeitgeschichte (Zeitzeugen)
- Generationsübergreifende Begegnungen
- Erfahrungsaustausch
- Biografieorientierung
- Öffnung von Pflegeeinrichtungen

Vorbereitung
- Träger suchen, z. B. Kommune, Kirchengemeinde, Altenclub, Stadtteilzentrum, stationäre Pflegeeinrichtung.
- Zusammenarbeit mit anderen Institutionen anstreben, z. B. Kulturamt, Bibliothek, Stadtarchiv, Volkshochschule, Medien (etwa Lokalzeitung), Privatpersonen.

- Organisation durch professionelle Mitarbeiter, um die Begleitung der Teilnehmer zu gewährleisten.
- Geeignete Räumlichkeiten auswählen, z. B. gemütlicher Raum mit Kaffeehauscharakter (Kombination mit einem Kaffeenachmittag möglich).
- Regelmäßige Termine vereinbaren.
- Klare Ausschreibung mit Angaben zu Zeit, Ort, Themen, Zeitzeugen, Methoden, Diskussions- und Gesprächsumfang.
- Themenfindung durch Organisator oder durch Gruppe.
- 1–2 Moderatoren benennen.
- Begleitende Ausstellungen organisieren, z. B.:
  - „Alltagsmuseum" zum Thema „Schule früher": alte Tafel, Griffel, Schwamm, Schulhefte, alte Bücher, Schultüte, Fotos.
  - Ausstellung „Bademoden früher": Junge und alte Menschen führen Bademoden von früher vor. Passend dazu werden Bilder, Prospekte und Plakate ausgehängt.

ACHTUNG
Das Erzählcafé ist für Menschen mit Demenz nicht geeignet, da es auf die reflektierte Auseinandersetzung mit der persönlichen Geschichte angelegt ist. Für diese Menschen sind übersichtlichere und kürzer dauernde Angebote sinnvoller.

Themenwahl
Die Vielfalt möglicher Themen ist groß und orientiert sich an den Interessen der Teilnehmer. Beispiele:
- Zeitzeugen berichten
    zu einem Thema aus ihrer Lebensgeschichte,
  - zu z. B. früheren Berufen, technischen Errungenschaften, Schule früher, Kriegserlebnisse, Nachkriegszeit.
- Regionale Themen, z. B. Entwicklung der Region oder Stadt, Veränderungen im Landschaftsbild, lokale Sehenswürdigkeiten (etwa Kirchen, Klöster, andere Gebäude).
- Historische Themen, z. B. Kindheit und Krieg.

ACHTUNG
Pflegende sollten die Teilnehmer nicht nur in der Rolle von Lieferanten des Materials sehen. Die Beteiligung an Vorbereitung und Durchführung der Aktivität verstärkt den Prozess der Beschäftigung mit der eigenen Lebensgeschichte. Professionelle Begleitung ist dabei dringend geboten.

Erinnerungsstunde
Erinnerungsstunden sind ein niedrigschwelliges Gruppenangebot, das sich wegen des geringeren zeitlichen Umfangs auch an Menschen mit De-

menz richten kann. Dazu finden sich (maximal) zwölf Teilnehmer regelmäßig zusammen. Ein Gruppenleiter bereitet die Termine methodisch und thematisch vor.

Erinnerungsstunden basieren auf Methoden der gesprächsorientierten Biografiearbeit. Je nach Schwerpunktl durch die Gruppenleitung können eine einzelne Person oder alle Personen mit ihren Erfahrungen im Mittelpunkt stehen.

Vorbereitung
- Vorhaben im Team besprechen und Unterstützung der Teammitglieder einholen.
- Unterstützung durch leitende Mitarbeiter (Heimleitung, Betriebsleitung, Pflegedienstleitung) sichern.
- Geeigneten, gemütlichen Raum auswählen, der z. B. groß genug für einen Stuhlkreis ist.
- Angebot durch Plakate, Ausschreibung, persönliche Mitteilung oder Einladung bekannt machen.
- Repertoire an Methoden und Materialien zusammentragen, z. B. Musik, Bilder, Fotos zu bestimmten Themen, Sammelalben, Themenhefte, Erinnerungsbücher, Naturmaterialien, Erinnerungskisten.
- Spiele zu Erinnerungsaktivitäten: Vertellekes, Lebenslauf, Sonnenuhr.
- Thema aussuchen und damit die Stunde gestalten, z. B. Hausarbeit früher.
- Grobplanung mit Themen, z. B. Kindheit, Kinderspiele damals und heute, Schulzeit, Familienleben, Festtage, regionale Bräuche, Berufstätigkeit der Frau, Hausarbeit damals und heute, Verkehr und Technik, Liebe.
- Dreiphasigen Ablauf der Stunde mit Einstimmung (Hinführung zum Thema, Kennenlernen, Aufwärmen), zentrale Aktivität (Betrachten von Alltagsmuseen, Gespräch, Erinnerung), Abschlussrunde (Lied, Abschlusssatz, Abschlussübung) gewährleisten.
- Feinplanung der Stunde hängt von Gruppengröße und -struktur, Niveau der Teilnehmer, interpersoneller Dynamik und technischen Möglichkeiten ab.
- Seh-, Hör- und Mobilitätseinschränkungen berücksichtigen.
- Maximal 90-minütige Aktivität einplanen, für manche Gruppen weniger, für Menschen mit Demenz evtl. nur 30–45 Minuten.

> **ACHTUNG**
> Eine Erinnerungsaktivität kann für homogene Gruppen (ausschließlich Demenzkranke) oder für heterogene Gruppen angeboten werden. Heterogene Gruppen sind nur möglich, wenn sich die Teilnehmer gut in die Gruppe integrieren lassen, sich wohl fühlen und akzeptiert werden.

Tipps für die Durchführung

Jede Stunde kann einen eigenen Schwerpunkt erhalten. Manche Themen erlauben auch eine Bearbeitung über mehrere Stunden. Sie sollten aber nicht zu lang ausgedehnt werden, damit es nicht langweilig wird. Mögliche Themen sind z. B.:

- Heimat
- Familie
- Lebenslauf und Lebenskreis
- Kindheit, Schulzeit, Jugend, frühes Erwachsenenalter, mittleres Alter, Rentenalter
- Freunde
- Naturthemen: Bäume, Blumen, Gärten, Wasser
- Berufstätigkeit
- Hobbys und Interessen
- Tiere (▶ Abb. 3.7)
- Mode
- Technik

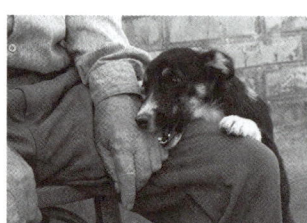

Abb. 3.7 Tiere besitzen für viele Menschen eine große Bedeutung, die sich in der Erinnerungsarbeit produktiv nutzen lässt. [J787]

Zeittafel

Mittels einer **Zeittafel**, die in chronologischer Reihenfolge wichtige Zeitabschnitte im Leben aufführt, kann man festhalten, wann und wo prägende Lebensereignisse der Teilnehmer stattgefunden haben. Sie ist ein strukturierendes Element für eine Erinnerungsstunde. Die Gruppenleitung kann Schwerpunkte festlegen, die Tafeln erstellen und dann von den Teilnehmern individuell bearbeiten lassen. Die Zeittafel ist ein wichtiges Hilfsmittel, um den Lebenslauf zu rekonstruieren. Für Menschen mit Demenz ist sie nicht geeignet.

Die Gruppenleitung schneidet aus festem Papier (gut geeignet ist buntes Tonpapier) ca. 15–20 cm breite Streifen aus und teilt sie in Zehnjahresabschnitte ein. Die Tafeln beginnen mit dem Tag der Geburt und enden bei dem aktuellen Tag. Für jedes Lebensjahr ist eine Zeile von ca. 1,5–2 cm Höhe vorgesehen. Die Spalten sollten breit genug sein, damit die Teilnehmer problemlos Eintragungen vornehmen können. Für einen 80-jährigen Teilnehmer wäre eine angemessene Zeittafel ungefähr 160 cm lang (▶ Tab. 3.4).

Tab. 3.4 In der Zeittafel können wichtige Lebensereignisse festgehalten werden. In diesem Beispiel ist der Teilnehmer am 4. April 1924 geboren worden.	
4.4.1924	
1925	
1926	

Tab. 3.4 In der Zeittafel können wichtige Lebensereignisse festgehalten werden. In diesem Beispiel ist der Teilnehmer am 4. April 1924 geboren worden. *(Forts.)*

4.4.1924	
1927	
1928	
1929	
1930	
1931	
1932	
1933	
1934	
1935	
1936	
1937	
usw.	

Nach dem Verteilen erklärt die Gruppenleitung die Verwendung der Zeittafel und gibt vor, welche Ereignisse eingetragen werden sollen, z. B. alle freudigen Höhepunkte. Jeder trägt für sich die wichtigen Ereignisse seines Lebens mit farbigen Stiften auf der Tafel ein, wobei Teilnehmer, die schlecht sehen und schreiben können, zu unterstützen sind. Es ist auch möglich, dass alle Teilnehmer ihre persönlichen Ereignisse in eine Gruppenzeittafel eintragen, die an die Wand gehängt wurde. Im Anschluss an die Schreibarbeit spricht die Gruppe über die ereignisreichen Jahre und Vorkommnisse. **Variante:** Die Teilnehmer können selbst entscheiden, welche Erlebnisse (z. B. Krankheit oder Hochzeiten) sie aufnehmen möchten.

Merke

Gruppenleiter beobachten die Reaktionen der Teilnehmer sorgfältig und akzeptieren, wenn sie nicht über Gefühle und Ereignisse berichten möchten.

Biografische Milieugestaltung durch Erinnerungsplätze und -ecken

Es entspricht der Milieugestaltung und lebendiger Biografiearbeit, **Erinnerungsplätze und -ecken** in stationären oder teilstationären Pflegeeinrichtungen aufzustellen. So laden z. B. gemütliche Sitznischen mit alten

Möbeln und Erinnerungsstücken zum Beisammensein und Plaudern ein. Hierbei handelt es sich nicht nur um ein Aktivitätsangebot für pflegebedürftige Menschen, sondern um eine konkrete Maßnahme, zur Anpassung des Lebensraums in Pflegeeinrichtungen.

Tipps für die Durchführung
- Unterstützung durch Einrichtungsleitung und Pflegedienstleitung sichern.
- Finanzierung klären.
- Arbeitsgruppe mit anderen Mitarbeitern bilden (z. B. als Qualitätszirkel).
- Pflegebedürftigen Menschen das Projekt vorstellen und Ideen sammeln.
- Einrichtung über Aufrufe, Annoncen oder Ausschreibungen zusammentragen (Angehörige können gute Quellen sein).
- Aufgaben unter den Mitarbeitern aufteilen.
- Erinnerungsecke einrichten.
- Ergebnisse auswerten (Evaluierung) und Verbesserungen anbringen.
- Wechselnde Erinnerungsausstellungen organisieren (abhängig von der Menge der gesammelten Gegenstände).

Lebensbaum
Die spielerische Übung reflektiert das Leben in Form eines Baumes. Sie ist geeignet für eine Gruppenstunde und für Personen, die schreiben können.

Tipps für die Durchführung
Jeder Teilnehmer erhält ein Blatt, auf dem ein Baum skizziert ist. In diese Zeichnung soll er anhand der folgenden Fragen persönliche Eintragungen vornehmen:
- Wurzeln: Wo sind meine Wurzeln? Woraus schöpfe ich meine Kraft?
- Stamm: Was trägt und hält mich? Wie stark bin ich?
- Früchte: Was sind meine Fähigkeiten und Ressourcen? Welche Früchte meines Lebens ernte ich?
- Blätter: Was brauche ich zum Leben? Was macht mir Freude?

Zum Schluss der Aktivität stellt jeder Teilnehmer die Ergebnisse seiner Überlegungen vor. Die Blätter mit den Bäumen können an der Wand oder an einem Strauch aufgehängt werden.

Variante: Diese Übung lässt sich mit einem Gespräch über Bäume allgemein sowie einem Gedicht, einem Lied oder einer Baumgeschichte kombinieren.

Erinnerungskoffer
Eine Pflegekraft sammelt typische Erinnerungsstücke einer Personengruppe, einer Generation oder einer Zeitspanne in einem Koffer oder ei-

ner Kiste. Die Gegenstände können sich auch auf ein einzelnes Thema beziehen. Der Erinnerungskoffer übernimmt die Funktion eines kleinen Museums.

Die gesammelten Gegenstände dienen als Gesprächsanlässe, geben Impulse, lösen Erinnerungen und Gedanken aus. Sie verschaffen vor allem Demenzkranken einen Zugang zu ihrem Langzeitgedächtnis (▶ Kap. 1.2.3).

Tipps für die Durchführung
- Mitarbeiter für das Projekt gewinnen.
- Ausschreibung zum Sammeln von Erinnerungsobjekten, z. B. Anschreiben und Ansprache von Angehörigen und Mitarbeitern, Aufruf in Zeitungen.
- Kleine bis mittelgroße Gegenstände zu Themen wie Haushalt, Mode, Werkzeuge oder Schule sammeln, z. B. zum Thema Haushalt alte Kaffeemühle, Lindes Kaffeepackung, Zuckerdose mit Silberlöffel, Malzkaffee, alte Rührlöffel, Fleischwolf, Backformen, Staubtuch, persönliche Fotos.
- Gegenstände angemessen präsentieren, z. B. im Koffer ausgebreitet auf der Erde eines Sitzkreises, ausgebreitet auf dem Tisch oder reihum in einer Gruppe präsentieren.
- In Einzel- oder Gruppenarbeit Gegenstände betrachten und je nach Interesse aussuchen lassen und spontane Erinnerungen im Gespräch aufgreifen.
- Wertschätzung der Erinnerung vermitteln.

LESE- UND SURFTIPP
Erinnerungskisten der Londoner Altersbörse: www.age-exchange.org.uk/projects/past/makingmemoriesmatter/index.html (Informationen liegen in englischer Sprache vor)

3.4 Feste

3.4.1 Grundsätzliche Überlegungen

Feste sind Ausdruck von Lebensfreude und Gemeinschaft und spiegeln die kulturellen Traditionen, Bräuche und Rituale eines Kulturkreises. Zu allen Zeiten haben Menschen Anlässe und Jahreshöhepunkte (▶ Abb. 3.8) mit festlichen Ritualen gefeiert, z. B.:
- Winter- und Sommersonnenwende
- Religiöse Feste
- Lebensübergänge wie Geburt und Tod

Feste und Feiern unterbrechen den Alltag und bieten Zeit für Besinnung, Fröhlichkeit und geselliges Beisammensein. Außerdem befriedigen sie körperliche, seelische, geistige und soziale Bedürfnisse.

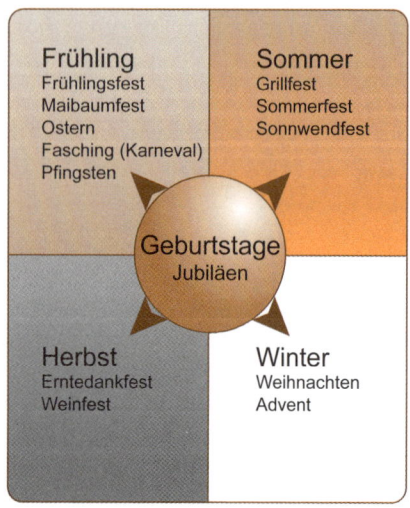

Abb. 3.8 Feste gliedern den Jahresverlauf. [L138]

Hauptziel ist es, den pflegebedürftigen Menschen aus seinem Alltag herauszulösen und ihn die Gemeinschaft mit anderen Menschen erleben zu lassen.

Zu den körperlichen Wirkungen gehören:
- Entspannung
- Anregung der Kreislauffunktionen
- Motivation zur Bewegung
- Anregung der Sinne

Die psychischen Wirkungen umfassen:
- Gesteigertes Wohlbefinden
- Intensive Lebensfreude und Gefühle wie Freude, Trauer oder Rührung
- Ablenkung von Sorgen, Kummer, Krankheit, Problemen
- Anerkennung
- Erinnerungspflege

Zu den sozialen Wirkungen gehören:
- Unterbrechung von Einsamkeit
- Pflege sozialer Kontakte und der Geselligkeit
- Traditionspflege
- Förderung von Aufgeschlossenheit und Toleranz gegenüber anderen

Zielgruppe

Die Zielgruppe richtet sich nach den Anlässen der Feste. Grundsätzlich sind aber alle pflegebedürftigen Menschen mit dieser Aktivität erreichbar.

Menschen mit Demenz benötigen wegen der Reizvielfalt, die von Festen ausgeht, einen geschützten Rahmen, der sich z. B. erreichen lässt durch
- eine gewohnte, vertrauensvolle Atmosphäre und einen übersichtlichen Rahmen (z. B. Teilnehmerzahl stark begrenzen),
- eine angemessene Kommunikation,
- die Teilnahme von Bezugspersonen und Angehörigen,
- eine individuell gestaltete zeitliche Begrenzung (sorgfältige Beobachtung des Betroffenen ist nötig).

3.4.2 Vorbereitung

Das Gelingen von Festen hängt entscheidend von der gründlichen Vorbereitung ab. Je nach institutionellem Rahmen, z. B. ambulante oder stationäre Einrichtung, ist die Organisation rechtzeitig durch ein Team durchzuführen. Sinnvoll ist es, die Arbeit einem **Festkomitee** zu übertragen, zu dem Vertreter verschiedener Berufsgruppen gehören, z. B.
- Küchenleitung und Hauswirtschaftsleitung
- Pflegekräfte (aus verschiedenen Hierarchiestufen)
- Sozialpädagogen, Ergotherapeuten, Betreuungsmitarbeiter
- Pflegebedürftige Menschen und deren Angehörige

Der **Protokollführer** hält alle Beschlüsse und Absprachen schriftlich fest. Die Gesamtplanung liegt in der Hand eines **Moderators.**

Merke

Es lohnt sich, eine **Kartei für Festideen** anzulegen, in der die Verantwortlichen während des ganzen Jahres Ideen für kommende Feste sammeln, z. B. Gedichte, Sprüche, Sketche, Musikdarbietungen, „Festtalente" und weitere Programmpunkte.

Bei der Organisation und Planung ist die Verwendung der 10-W-Fragen (▶ Tab. 2.1) sinnvoll.

Merke

Das Programm kann durch Mitarbeit von ehrenamtlichen Helfern, Vereinen, Musikgruppen, Chören, Kirchengemeinden, Volkshochschulen, Schulen und Kindergärten gestaltet werden.

3.4.3 Tipps für die Durchführung

Als Anlässe bieten sich insbesondere jahreszeitliche und religiöse Feste sowie die persönlichen Gelegenheiten wie Geburtstage und Jubiläen an. Aber auch der Valentinstag oder ein Straßen- und Stadtteilfest können gebührend gefeiert werden.

Frühlings- und Maifest

Ein **Frühlings- oder Maifest** verleiht der Freude über die erwachende und blühende Natur, über Leichtigkeit und Unbeschwertheit der bevorstehenden Jahreszeit und über den kommenden Sommer Ausdruck. Dieser zentrale Inhalt des Festes bestimmt Motto, Programmgestaltung, Dekoration, Essen und Trinken.

Das Motto lässt sich variieren, auch wenn der Frühling das grundlegende Thema sein soll:

- Tanz in den Mai
- Frühlingserwachen
- Ab in den Frühling
- Frühlingsfest

Räume
- Speisesaal oder Festsaal
- Platz für Bühne oder Tanzfläche berücksichtigen
- Tische in Blöcke (für 6–8 Personen) stellen, wenn sehr viele Plätze nötig sind, eignen sich kleinere Tischreihen
- Plätze für Rollstuhlfahrer einplanen

Dekoration
- Tischdekoration:
  - Frühlingstischdecken
  - Servietten mit Frühlingsmotiven
  - Frühlingsblumensträuße
  - Künstliche Marien- und Maikäfer
  - Selbst hergestellte Materialien (eignen sich als Projekte für handwerkliche Aktivität ▶ Kap. 3.10)
- Raumdekoration:
  - Selbst hergestellte Papierblumen oder Vögel (▶ Kap. 3.10)
  - Maibaum
  - Große Maisträuße

Essen und Trinken
- Obstkuchen und -torten
- Frühlingsbowle, z. B. Waldmeister- oder Erdbeerbowle

Merke

Für Festteilnehmer mit motorischen Störungen spezielles Besteck bzw. Geschirr organisieren (gegebenenfalls von den Teilnehmern mitbringen lassen).

Programm

Ein harmonisches Fest umfasst eine gemeinsame Einstimmung, einen Höhepunkt und einen gemeinschaftlichen Ausklang. Für Einstimmung und Ausklang eignen sich Lieder zum Mitsingen. Aber auch zwischendurch passen fröhliche Musik- und Tanzangebote zu einem Frühlingsfest. Falls möglich sollten auch pflegebedürftige Personen Beiträge zum Festprogramm leisten – wenn sie sich dadurch nicht überfordert fühlen.

--- **Merke** ---

Das Programm abwechslungsreich gestalten, aber nicht mit einem zu großen Angebot überfrachten, weil es die Teilnehmer überfordern könnte.

Ein gedrucktes Programm (das z. B. auf den Tischen ausliegt) informiert übersichtlich und mit Zeitangaben über den Ablauf. Ein Festmoderator führt durch das Programm:
- Begrüßung durch Funktionsträger, z. B. Einrichtungsleitung, Pfarrer, Bürgermeister, Festkoordinator
- Kaffee und Kuchen bei leiser Hintergrundmusik; anschließend Frühlingsbowle ausschenken
- Tanzvorführung einer Folkloregruppe in Kostümen (Höhepunkt des Festes)
- Geselliger Paartanz auf der Tanzfläche
- Ausklang mit einem Gedicht oder einer kurzen Frühlingsgeschichte
- Verabschiedung durch einen Funktionsträger (siehe oben)
- Musikalischer Ausklang

--- **Merke** ---

Bei Festen mit vielen Gästen ist es sinnvoll, die Redebeiträge mit elektronischer Verstärkung zu halten.

Sommerfest

Sommerfeste finden in der Mitte des Jahres statt und können den Höhepunkt des Jahres bilden. Warme Witterung und Sonnenschein ermöglichen das Feiern im Freien. Ein Sommerfest ist gut geeignet, um gleichzeitig einen „Tag der offenen Tür" anzubieten, bei dem Gäste und Angehörige willkommen sind und sind ebenfalls eine Möglichkeit des Einrichtungsträgers, den Mitarbeitern Anerkennung zukommen zu lassen.

Räume
- Ein Sommerfest sollte draußen stattfinden. Sonnenschirme, Zeltdächer sowie sonnen- und windgeschützte Plätze sind für pflegebedürftige Menschen wichtig.

- Es ist empfehlenswert, auch eine Schlechtwettervariante in geschlossenen Räumen zu planen.
- Mobiliar und Überdachungen für draußen z. B. von Vereinen ausleihen (rechtzeitig anmelden).
- Große Sonnenschirme aufstellen.
- Wege und Platz einplanen für Rollstuhlbenutzer, die Bühne und Spiele.

Dekoration

Freundliche, helle und nicht zu üppige Dekoration ist angemessen, z. B.
- Bunte Girlanden und Luftballons
- Farbige Tischdecken und Servietten
- Tischschmuck mit z. B. Sommerblumen oder selbstgefertigten Papierblumen (▶ Kap. 3.10)

Essen und Trinken

Der Sommer eignet sich für ein **Grillfest,** entweder als Ersatz für das Abendessen am Spätnachmittag oder frühen Abend oder im Anschluss an eine nachmittägliche Kaffeetafel.
Mögliche Speisen:
- Kuchenbuffet (evtl. Angehörige, Ehrenamtliche und Mitarbeiter einbeziehen); wegen der Hygiene Sahne in Sprühdosen anbieten
- Verschiedene Sorten Grillgut wie Würstchen, Steaks, Fleischspieße und Dressings zum Fleisch
- Vegetarisches Grillgut, z. B. Folienkartoffeln, Gemüsespieße
- Salate
- Stangenweißbrot und Fladenbrot
- Kühle und erfrischende Getränke, z. B. Wein- und Saftschorlen, Mineralwässer, Bier oder eine Sommerbowle

Programm

Ein Sommerfest zeichnet sich durch eine heitere Atmosphäre aus, die z. B. unterstützt wird durch
- Livemusik, etwa einer Kapelle oder eines Alleinunterhalters,
- Clown, Animateur,
- Vorführungen von Kinder- und Jugendsportgruppen, Stelzengängern und Kleinkünstlern,
- Tombola,
- Spiele,
- Informationsstände zu einem „Tag der offenen Tür",
- gemeinsames Singen von thematisch passenden Liedern.

Merke

Die **Vorbereitung einer Tombola** ist zeitintensiv, lohnt sich aber als Unterhaltungsprogrammpunkt immer:

- Rechtzeitig Firmen und Privatpersonen ansprechen, die Gewinne spenden könnten.
- Hauptgewinn festlegen.
- Lospreise festlegen (z. B. 1 Euro).
- Lose anfertigen oder fertig im Schreibwarenhandel kaufen.
- „Verkäufer" für die Lose bestimmen.
- Geschenke attraktiv einpacken.
- Preise attraktiv auf einem Tisch anordnen.
- Zeitpunkt für Gewinnausgabe festlegen (passend zum Programm).
- Person festlegen, die die Gewinne ausgibt.

Der Ablauf eines Festes im Freien kann entweder offen oder nach einer festgelegten Programmfolge gestaltet werden.

Herbstfest

Ein **Herbstfest** bietet sich im Oktober an, ein verbreiteter Anlass ist das christlich geprägte Erntedankfest. Es sind aber auch andere Themen möglich, z. B.:
- Weinfest
- Schunkelfest
- Traubenfest
- Kartoffelfest

Die notwendigen Räume entsprechen denen bei einem Frühlingsfest (siehe oben).

Dekoration

- Herbstfarbene Tischdecken und Servietten.
- Herbstliche Blumensträuße, auf den Tischen bunte Blätter verstreuen, z. B. rotes Weinlaub.
- Erntekrone oder Getreidekranz mit bunten Bändern als Blickfang an einem zentralen Ort aufhängen.
- Herbstliche Dekorationsecken, z. B. Strohhaufen, Getreidegarben, Kürbisse, Äpfel, Kartoffelkorb, Wein- und Saftflaschen.

Essen und Trinken

Deftige Kost ist gut geeignet, z. B.:
- Zwiebel-, Gemüse- oder Kartoffelkuchen
- Käsegebäck und kräftige Knabbereien
- Federweißer, Wein und Weinschorle
- Traubensaft, andere Obst- und Gemüsesäfte

Programm

- Vortragen von herbstlichen Gedichten
- Gemeinsames Singen von herbstlichen Liedern (▶ Kap. 3.12)

- Vom Chor gesungene Trinklieder
- Tanz und Sitztanz
- Herbsträtsel und -quiz
- Volkstümliche Musik, Unterhaltungs- und Tanzmusik

Herbstquiz

Ein **Herbstquiz** kann je nach Teilnehmerzahl in mehreren kleinen oder zwei großen Gruppen durchgeführt werden. Das Quiz wird vom Festmoderator oder einer anderen Person geleitet. Dazu benötigt man eine große Wandtafel oder einen Projektor. Als Gewinne eignen sich kleine Geschenke, z. B. Holundersaft, Brombeermarmelade, Wein oder ein Blumentopf. Die Fragen sollten zum Thema des Festes passen.

Weihnachten

Advents- und **Weihnachtsfeiern** sind für viele Menschen die bedeutendsten Feste des Jahres. Sie symbolisieren Nächstenliebe, Verwurzelung in christlicher Gemeinschaft, Verbundenheit und Geborgenheit.

Weihnachten ist ein Familienfest und daher sehr emotional besetzt. Deshalb weckt es nicht nur positive, sondern häufig auch unangenehme Erinnerungen. Die Trauer über den Verlust von Familienangehörigen oder das Zerbrechen des Familienzusammenhalts können ebenso eine Rolle spielen wie nicht erfüllte Erwartungen und Einsamkeit.

Den Pflegeeinrichtungen kommt in dieser Zeit besondere Verantwortung zu, sie sollten die pflegebedürftigen Menschen während der Adventszeit mit gemeinsamen Vorbereitungen, entsprechendem Ambiente und Besinnungszeiten auf das Weihnachtsfest einstimmen. Mitarbeiter sollten in dieser Zeit besonders sensibel und offen für die Bedürfnisse und Probleme der alten Menschen sein.

Merke

Gemeinsame Vorbereitungen, z. B. Plätzchen backen, Dekorationen gestalten, die Vorbereitung eines Weihnachtsbasars, stärken die Ressourcen und verbreiten eine friedliche Stimmung, die eine positive Bewältigung der schwierigen Zeit unterstützt.

Eine Weihnachtsfeier benötigt kein besonderes Motto, es ist aber möglich, einen Schwerpunkt wie „Geburt des Lichtes" oder „Friedensfest" vorzugeben. Grundsätzlich ist es möglich, den Termin an einen beliebigen Tag nach dem 4. Advent zu legen, schöner ist es jedoch, den Heiligabend selbst festlich zu begehen.

Räume
- Speisesaal oder Festsaal.
- Tische in Blöcken (6–8 Personen) oder sternförmig anordnen.

- Genügend Platz für Rollstühle einplanen.
- Platz für Vorführungen berücksichtigen.

Dekoration

Raumdekoration:
- Weihnachtliche Beleuchtung
- Weihnachtsbaum
- Beleuchtete Krippe an einem zentralen Punkt als Blickfang (Höhe auf Rollstuhlfahrer abstimmen)
- Weihnachtskutsche oder -schlitten mit verpackten Geschenken
- Geschmückte Tannenzweige an den Wänden
- Weihnachtlicher Fensterschmuck, z. B. transparente Sterne

Tischdekoration:
- Weihnachtliche und festliche Tischdecken in den klassischen Weihnachtsfarben Tannengrün, Rot und Gold
- Weihnachtsgestecke oder niedrige Blumengestecke mit Weihnachtssternen auf den Tischen
- Kerzen im schützenden Glas
- Festliches Geschirr
- Weihnachtsservietten

ACHTUNG
Bei der Verwendung von Kerzen sind unbedingt die Brandschutzbestimmungen zu beachten (evtl. elektrische Kerzen verwenden).

Essen und Trinken

Ein festliches Menü ist ein wichtiger Teil einer Weihnachtsfeier und regt die Sinne an. Das Weihnachtsessen kann traditionell sein oder etwas Besonderes bieten. Verantwortliche Mitarbeiter wählen die Speisefolge in Zusammenarbeit mit der Küchenleitung und Vertretern der pflegebedürftigen Menschen aus. Die Festlichkeit lässt sich durch eine auf den Tischen ausliegende Menükarte unterstreichen.

Merke

Der Heiligabend wird traditionell mit regionalen Gerichten gestaltet: Stollen, Weihnachtsgebäck und Gewürzkuchen zum Kaffee; einfache Gerichte zur Abendmahlzeit (z. B. Kartoffelsalat und Würstchen, Heringssalat und Diverses aus der kalten Küche, Weihnachtskarpfen mit Kartoffeln).

Programm

Weihnachtsfeste sollten nicht mit zu vielen Programmpunkten überfrachtet sein. Eine Auswahl aus folgenden Vorschlägen genügt:

- Weihnachtsandacht
- Gemeinsames Singen von Weihnachtsliedern
- Weihnachtlicher Chorgesang oder Sternkindersingen
- Gedichtvorträge (siehe unten)
- Lesung der Weihnachtsgeschichte
- Auftritt eines Märchen- oder Geschichtenerzählers
- Krippenspiel mit Kindern
- Gespielte Gedichte oder Geschichten mit Senioren
- Tanzvorführung, z. B. Lichtertanz (siehe unten)
- Auftritt des Weihnachtsmanns oder des Christkinds zur Geschenkübergabe
- Überbringen des Friedenslichts
- Servieren des Nachtisches mit Wunderkerzen bei feierlicher Musik, z. B. „Feuerwerksmusik" von Händel

Weihnachtsbasar

Ein **Weihnachtsbasar** ist ein Gemeinschaftsereignis, das die Teilnehmer physisch und psychisch aktiviert. Er kann als ein „Tag der offenen Tür" in der Vorweihnachtszeit durchgeführt werden, erzeugt frohe vorweihnachtliche Stimmung, ist ein geselliger Höhepunkt und intensiviert den Kontakt zwischen Pflegebedürftigen, Angehörigen, Mitarbeitern, Gästen und der Öffentlichkeit.

Ein Basar lässt sich in ambulanten wie stationären Einrichtungen planen. Sein Erlös kann für eine Anschaffung oder eine wohltätige Spende verwendet werden.

Merke

Da ein Weihnachtsbasar viel Arbeit bedeutet, sollte die Vorbereitung schon Monate vorher beginnen. Erfahrungswerte aus vorangegangenen Jahren können helfen, den Aufwand abzuschätzen.

Ideen für Verkaufsangebote

Kostengünstige Verkaufsangebote von selbst hergestellten Dingen sind Mittelpunkt eines Weihnachtsbasars und bieten jedem Besucher die Möglichkeit zu einem „Schnäppchen". Neben den pflegebedürftigen Menschen können auch Angehörige und ehrenamtliche Helfer aller Altersgruppen an der Herstellung von attraktiven Produkten beteiligt werden.

Folgende Basarartikel sind erfahrungsgemäß erfolgreich:
- Selbstgestrickte Strümpfe und Handschuhe
- Filzschuhe
- Handarbeiten wie Stickereien
- Kleine Korbflechtarbeiten
- Gestecke

- Holzarbeiten
- Wand- und Adventskränze
- Mobiles
- Sterne aus Salzteig
- Grußkarten
- Adventkalender
- Selbstgebackene Plätzchen
- Weihnachtsmarmelade mit Zimt
- Selbstgepresste Säfte, z. B. Holundersaft, Himbeersaft
- Selbstgemachte Liköre, z. B. Eierlikör, Holunderlikör

Räume
Die Besucher sollten einen Verkaufsbereich und einen Bereich zur Bewirtung und Programmgestaltung vorfinden. Basaratmosphäre entsteht durch
- weihnachtliche Dekoration,
- Lichteffekte,
- dekorierte Verkaufstische,
- weihnachtliche Hintergrundmusik.

Essen und Trinken
Für eine Basarbewirtung bieten sich an:
- Waffeln mit Kirschen und Zimtsahne
- Heißer Apfelstrudel und Bratäpfel mit Vanillesauce
- Stollen und weihnachtliches Gebäck
- Glühwein, heiße Schokolade mit Rum und heißer Orangensaft

--- **Merke** ---

Ein weihnachtliches Kuchenbuffet ist immer ein großer Erfolg. Ehrenamtliche Helfer bringen Selbstgebackenes mit. Es ist empfehlenswert, vorher eine Liste anzufertigen, um den Überblick zu behalten.

Programm
- Weihnachtliche Hintergrundmusik
- Adventliches Bläserkonzert, Auftritt des Kirchenchores, Zitherkonzert, Flötenkonzert (z. B. von Schulkindern)
- Leierkastenmann mit Weihnachtsliedern
- Vorführung alter Handwerkstechniken wie Weben, Spinnen oder Korbflechten (Kontakt zu Landfrauen, Handwerkern, regionalen Vereinen und Heimatmuseum herstellen)
- Kleine Theateraufführungen (Kontakt zu Laienspielgruppen und Schultheater nutzen)
- Verlosung oder Tombola

Fasching

Der **Fasching** (*Karneval*) markiert den Beginn der Fastenzeit. In dieser Zeit der Ausgelassenheit genießen die Feiernden all das im Überfluss, auf das sie in den folgenden Wochen verzichten. Der Fasching wird regional unterschiedlich gewertet und ein solches Fest bietet sich nur dort an, wo es traditionell verwurzelt ist.

Räume
Einen Raum, in dem genügend Platz ist
- um Tische in Blöcken und kurzen Reihen aufzustellen,
- für mobilitätseingeschränkte Menschen und Rollstuhlfahrer,
- für eine Bühne.

Dekoration
Die Dekoration kann die Stimmung unterstützen.
- Bunte Girlanden durch den Raum spannen.
- Luftballons aufhängen.
- Tischdekoration mit bunten Tischdecken, Luftschlangen und Konfetti.

--- **Merke** ---

Pflegebedürftige Menschen können kleine Luftschlangen selbst falten und bunte Faschingshütchen anfertigen (▶ Kap. 3.10).

Essen und Trinken
Klassische Speisen sind:
- Krapfen (*Berliner*) und Fettgebackenes
- Käsegebäck, Partyhäppchen und bunte Salate
- Hackbällchen und Würstchen
- Bowle sowie z. B. leicht alkoholische Getränke in bunt dekorierten Gläsern
- Säfte, Mineralwasser

Programm
Beim Fasching richtet sich das Programm meist nach den regionalen Gewohnheiten; es kann aber auch Neues eingebaut werden:
- Büttenreden und Sketche (es kommt gut an, wenn sich Mitarbeiter selbst „auf die Schippe nehmen" können)
- Tanzvorführungen
- Kleine Ratespiele (siehe unten)
- Gemeinsames Singen von Karnevalsliedern
- Polonaise
- Auftritt eines Alleinunterhalters, Animateurs, Spaßtherapeuten oder Clowns

Geburtstag

Geburtstagsfeste und **Jubiläen** sind persönliche Festanlässe, die man gewöhnlich mit Freunden und Verwandten feiert. Sie bedeuten Wertschätzung und Aufmerksamkeit und können das Selbstbewusstsein des Geehrten stärken.

In welcher Form ein Geburtstag oder Ehrentag begangen wird, hängt von der Einrichtung ab. In einer kleinen Wohngruppe ist ein feierliches Beisammensein möglich, während sich in einer stationären Pflegeeinrichtung eher Geburtstagsrunden oder Monatsgeburtstage feiern lassen.

Geburtstagsrunden können monatlich oder zweimonatlich begangen werden. In einer Pflegeeinrichtung mittlerer Größe fallen jeden Monat einige Geburtstage an. Die Vorbereitungen für diese Feiern können Gruppenleitungen, Sozialpädagogen oder Pflegekräfte übernehmen. Sie laden dann z. B. alle Jubilare persönlich und mit einer schriftlichen Einladung zu einer gemeinsamen Geburtstagsfeier ein.

Teilnehmer
- Alle in dem jeweiligen Monat Geborenen
- Angehörige und weitere persönliche Gäste
- 1–2 Mitarbeiter, je nach Größe und Unterstützungsbedarf der Gruppe
- Einrichtungsleitung

Räume
Am besten eignet sich ein gemütlicher, abgeschlossener Raum, der Platz für eine Geburtstagstafel bietet. Tische können je nach Größe in Hufeisen- oder T-Form aufgestellt werden. Sie müssen genügend Platz für Rollatoren und Rollstühle bieten.

Dekoration
- Festliche Tischdecken mit passenden Servietten
- Geburtstagsgeschirr
- Jahreszeitlicher Blumenschmuck in der Tischmitte
- Geburtstagskerzen (Brandschutz beachten)
- Jahreszeitliche Dekoration wie Efeublätter, Weinlaub, Blumen- und Teelichterschalen
- Namenskarten mit einem Geburtstagsgedicht

Essen und Trinken
Beliebt sind:
- Schwarzwälder Kirschtorte
- Nusstorte
- Obstkuchen und -torte
- Obsttörtchen
- Käse-Sahne-Torte

Programm

Das Programm soll die Jubilare würdigen:
- Begrüßung durch Funktionsträger
- Ständchen mit z. B. Akkordeon, Klavier, Keyboard
- Gedichtvortrag (siehe unten)
- Geschenkübergabe
- Gemeinsames Lied
- Bei älteren Jubilaren gegebenenfalls Vorlesen aus der Lebensgeschichte (mit Einwilligung)

--- **Merke** ---

Eine Geburtstagsfeier benötigt nicht viele Programmpunkte. Wichtiger ist das gemeinsame Gespräch.

Jubiläum

--- **Definition** ---

Jubiläum (lat. *jauchzen, jodeln*): Jubelfeier zu einem freudigen Anlass, z. B. Goldene Hochzeit.

Einem **Jubiläum** können unterschiedliche Anlässe zugrunde liegen, z. B.
- Goldene Hochzeit
- Runder Geburtstag; 75-, 80-, 90- oder 100-jähriger Geburtstag
- 50-jährige Mitgliedschaft, z. B. in einem Wohlfahrtsverband oder Verein

Im Mittelpunkt steht immer der Jubilar oder das Jubelpaar, die mit einem entsprechenden Programm geehrt werden.

Programm

- Ständchen durch ein Blasorchester oder einen Chor
- Auf die Person und das Jubiläum bezogene Reime oder Lieder
- Überreichung eines Erinnerungsbuchs
- Lesung aus der Biografie (Einwilligung erforderlich), gegebenenfalls mit Dias
- Gästebuch, in dem jeder Teilnehmer eine Seite gestaltet
- Überreichung von Jubiläumsnadel, -strauß oder -kranz

3.5 Filme und Fotos

Film- und Dianachmittage kommen einem kulturellen Bedürfnis entgegen. Pflegebedürftige Menschen, die Interesse an Bildung, Informationen und Austausch haben, zeigen daran hohes Interesse und sind durch passende Angebote gut zu erreichen.

3.5.1 Grundsätzliche Überlegungen

Mit entsprechender Technik lassen sich Film- und Dianachmittage in jeder Pflegeeinrichtung organisieren und mit relativ kurzer Vorbereitungszeit planen. Für Menschen, die mobilitätseingeschränkt sind und nur eingeschränkt an Reisen, Unternehmungen und Kulturangeboten teilnehmen können, sind Film- und Dianachmittage besonders bereichernd.

ACHTUNG
Pflegekräfte passen Film- und Diaangebote genau den Bedürfnissen, den Biografien und Interessen der Teilnehmer an, sonst werden diese die Angebote als langweilig und uninteressant empfinden.

Folgende Ziele lassen sich mit Film- und Diavorführungen erreichen:
- Betonung gesellschaftlicher Teilhabe und Zugehörigkeit
- Unterhaltung und Abwechslung
- Förderung des Interesses für bestimmte Themen
- Vermittlung eines Kinoerlebnisses mithilfe einer Großprojektion
- Austausch mit anderen Teilnehmern
- Erinnerungspflege

3.5.2 Vorbereitung

Für viele alte Menschen ist das tägliche Fernsehen Alltagsprogramm und Kontaktersatz. Filmveranstaltungen sollten unter Berücksichtigung der genannten Ziele etwas Besonderes bieten und immer auch Gelegenheiten zu Gesprächen umfassen, z. B. in Form eines anschließenden Austauschs. Pflegekräfte benötigen für solche Vorführungen einen verdunkelbaren Raum, in dem die Teilnehmer Platz haben und der über eine Leinwand oder eine weiße Zimmerwand verfügt, auf die sich die Bilder projizieren lassen. Je nachdem, ob ein Dia- oder Filmabend ansteht benötigt man außerdem
- Diaprojektor,
- Beamer und DVD-Spieler,
- die entsprechende DVD,
- Diapositive im passenden Magazin.

Pflegekräfte sollten sich vor der geplanten Vorführung überzeugen, dass die Ausrüstung funktionstüchtig ist und sie die Geräte sicher bedienen können.

3.5.3 Tipps für die Durchführung

Die Durchführung eines Film- oder Diaabends steht und fällt mit der richtigen Themenwahl. Dafür sind der Geschmack und die Bedürfnisse des Publikums der entscheidende Maßstab. Neben Filmen, die vorzugsweise der Unterhaltung dienen, können Pflegekräfte auch Natur-, Reise-, Tier-

oder Tanz- und Musikfilme anbieten. Es ist geraten, vorher bei den Teilnehmern eine Umfrage zu starten, welchen Film sie gern sehen würden. Dieselben Regeln gelten für einen Diavortrag, der sehr verschiedene Themen abdecken kann. Interessante Möglichkeiten bieten sich, wenn man z. B. Vortragende, die bereits Erfahrungen an der Volkshochschule oder anderen Einrichtungen gesammelt haben und über einen entsprechenden Fundus an Bildmaterial und Wissen verfügen, zu einem Vortrag in die Pflegeeinrichtung einlädt. In solchen Fällen sind vorher die Honorarfrage und entsprechend die Finanzierung zu klären. Auch Angehörige kennen sich gelegentlich mit interessanten Themen gut aus und können sie entsprechend bebildert vorstellen. Schritte zur Durchführung einer erfolgreichen Veranstaltung sind:

- Interessen erkunden und entsprechenden Film/Diaserie besorgen.
- Technik beschaffen: Beamer, 16-mm-Filmgerät oder Fernsehapparat mit Videogerät bzw. DVD-Player, Diaprojektor mit Ständer, Verlängerungsschnur, Leinwand.
- Ankündigung über einen attraktiven Aushang, über Mitteilungsblätter, z. B. Hauszeitung, Gemeindeblatt oder regionale Presse (je nach Veranstaltungsort).
- Einladungen vorbereiten und verteilen, in stationären Einrichtungen auch für Angehörige.
- Je nach Konzept und Veranstaltungsort einen Hol- und Bringdienst sowie Unterstützung organisieren, z. B. Transferdienst von Rollstuhlfahrern durch Praktikanten und ehrenamtliche Helfer in einer stationären Einrichtung.
- Ablauf planen (z. B. Begrüßung, Vorführung, anschließende Gesprächsrunde).
- Rückmeldung der Teilnehmer erbitten und Wünsche für die Zukunft erfragen.

LESE- UND SURFTIPP

Filme, Diareihen und Tonbildreihen können kostenlos oder gegen Entgelt z. B. bei Kreisbildstellen, Landesfilmdiensten, kirchlichen Medienzentralen oder privaten Verleihern ausgeliehen werden. Infos sind z. B. unter www.landesfilmdienste.de und www.rehadat.de oder www.ekkw.de erhältlich Es lohnt sich auch, nach privaten Sammlern von Filmen oder Dias zu suchen und Kontakte zu knüpfen, z. B. über Volkshochschulen, Stadtarchive, Museen oder Schulen.

3.6 Gehirntraining

Definition

Ganzheitliches Gehirntraining: Methode des Gehirntrainings nach der Neurologin Franziska Stengel, die an die Alltags- und

> Lebenserfahrungen des Menschen ansetzt und die Beteiligung von Körper, Seele und Geist ermöglicht. Die Integration von Bewegungselementen, das Zulassen von Gefühlen, Möglichkeiten der Entspannung sowie Förderung von Kommunikation, Kreativität und Fantasie betont den ganzheitlichen Ansatz.

Gehirntraining umfasst die Förderung und den Erhalt unterschiedlicher kognitiver Fähigkeiten. Hat man früher ausschließlich den Begriff *Gedächtnistraining* gebraucht, spricht man heute von ganzheitlichem Gedächtnistraining, Hirntraining oder Gehirnjogging. Gehirntraining umfasst also mehr als nur das Trainieren des Gedächtnisses.

3.6.1 Grundsätzliche Überlegungen

Gehirntraining (▶ Abb. 3.9) findet in der Altenhilfe, Gesundheitsbildung, Prävention, Rehabilitation und Geragogik zunehmende Bedeutung. In dem Maße, in dem in den vergangenen Jahren das Wissen um die Funktion des Gehirns und der Hirnleistungsstörungen zugenommen hat, schritt die Entwicklung von Hirntrainingsprogrammen fort. Ein gezielt eingesetztes Gehirntraining ermöglicht nicht nur älteren, sondern auch jüngeren Menschen die Verbesserung ihrer Merkfähigkeit, Konzentration und kognitiver Kompetenz.

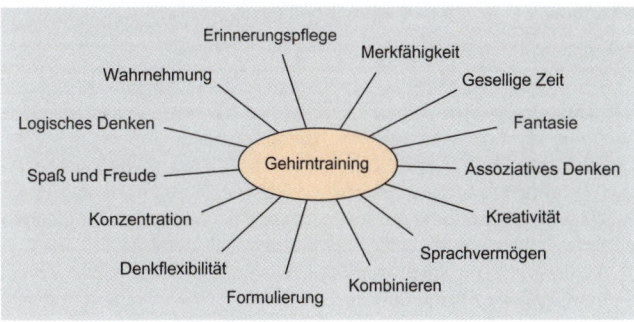

Abb. 3.9 Gehirntraining. [M283]

Gehirntraining ist mit unterschiedlichen Methoden praktizierbar. Für alte Menschen hat sich die ganzheitliche Methode als am besten geeignet erwiesen.

LESE- UND SURFTIPP
Der Bundesverband Gedächtnistraining bietet Aus- und Fortbildungen zum Gedächtnistrainer an. Auf der Internet-Präsenz steht ein Online-Training zur Verfügung: www.bvgt.de

Beim **ganzheitlichen Ansatz** des Gehirntrainings schult man nicht nur isolierte Leistungen, z. B. die Merkfähigkeit, sondern fördert unterschiedliche Gehirnfunktionen durch die Kombination vielfältiger Übungen. So lassen sich mehrere Ebenen des Menschseins ansprechen und ein optimaler Lernerfolg erzielen.

Gehirntraining ist in Einzelsitzungen oder in Gruppen möglich. Der Arzt kann es als ergotherapeutische Maßnahme auf Rezept verordnen.

Ziele

Gerontologische Forschung hat das Vorurteil entlarvt, Gedächtnisleistungen (▶ Kap. 1.2.3) und andere Hirnfunktionen würden im Alter generell nachlassen. Körperfunktionen, so auch die Leistungen des Gehirns, laufen zwar langsamer als in jungen Jahren, aber langsamer bedeutet nicht unbedingt schlechter.

Anders verhält es sich bei Demenzerkrankungen, in deren Verlauf die Gehirnzellen geschädigt werden und die einen fortschreitenden Abbau der Hirnfunktionen und des Gedächtnisses zur Folge haben.

Gehirntraining wird vor allem in der Altenpflege zur Prävention, Förderung und Erhaltung der kognitiven Fähigkeiten eingesetzt. Es kann Hirnleistungseinbußen vorbeugen oder bereits bestehende bessern.

Merke

Erste Symptome einer Demenz lassen sich manchmal mit einem Training kompensieren. Das Fortschreiten von Hirnleistungseinschränkungen lässt sich dadurch aber nicht verhindern.

Die **Ziele des Gehirntrainings** beruhen auf der wissenschaftlichen Erkenntnis, dass Lernen bis ins hohe Alter möglich ist.

Die **Richtziele** eines Trainings orientieren sich nicht nur an einzelnen kognitiven Bereichen, sondern an zahlreichen Lebensäußerungen. Dazu gehören:
- Förderung von Selbstvertrauen im Umgang mit geistigen Anforderungen
- Entwicklung und Stärkung eines positiven Selbstbilds
- Verbesserung der kognitiven Fähigkeiten und somit auch eine Verbesserung der Alltagskompetenzen
- Erleben von Spaß
- Förderung von sozialem Verhalten, gemeinschaftlichem Erleben und Geselligkeit
- Verbesserung der Blut- und Sauerstoffzufuhr des Gehirns und Aktivierung der Gehirnzellen

---
Merke

Regelmäßiges Gehirntraining setzt Endorphine frei, die eine positive Grundstimmung bewirken.

Neben den allgemeinen Richtzielen verfolgt das ganzheitliche Gehirntraining **kognitive Trainingsziele,** z. B. die Förderung
- der Wahrnehmung,
- der Konzentrationsfähigkeit,
- der Aufmerksamkeit,
- des assoziativen Denkens,
- des Kurzzeitgedächtnisses,
- des Langzeitgedächtnisses,
- des Sprachvermögens,
- des logischen Denkens und Problemlösens,
- der Kreativität und Fantasie.

Zielgruppe
Volkshochschulen und Bildungsstätten bieten die Trainings für jüngere Personen und die Gruppe der „jungen Alten" an. Meist laufen sie unter den Bezeichnungen Gedächtnistraining oder Gehirnjogging. Diese Angebote sind meist auch für jüngere pflegebedürftige Menschen geeignet.

ACHTUNG
Bei mittelschwerer und fortgeschrittener Demenzerkrankung unterlassen Pflegekräfte das Gehirntraining. Es überfordert die Betroffenen und konfrontiert sie mit ihren Defiziten. Sie würden ihr Versagen als Kränkung und Abwertung erleben. Für Menschen mit Demenz ist es sinnvoller, Erinnerungsarbeit (▶ Kap. 3.3) zu machen, da das Langzeitgedächtnis (▶ Kap. 1.2.3) sehr lange erhalten bleibt.

Menschen mit leichten Orientierungsstörungen können in Gruppen integriert werden, wenn sie
- sich unter den Teilnehmern wohl fühlen,
- trotz Orientierungsstörung Erfolgserlebnisse haben,
- nicht der Kritik der anderen Gruppenmitglieder oder der Leitung ausgesetzt sind,
- durch das Programm nicht zu sehr mit ihren Defiziten konfrontiert werden.

Die **Gruppenzusammensetzung** erfordert viel Sensibilität und Fachkompetenz des Leiters einer Gehirntrainingsgruppe. Bei Störungen und Nichtakzeptanz ist es eher sinnvoll, homogene Gruppen entsprechend den segregativen Konzepten zu bilden.

Grundsätzlich ist Gehirntraining auch als Einzelaktivität möglich, doch ein Gruppenangebot bringt viele **Vorteile,** in ihr können Teilnehmer
- soziale Kontakte pflegen,
- sich selbst mit Stärken und Schwächen erleben,
- Solidarität erfahren,
- gemeinsam Freude erleben.

Darüber hinaus gelingt es mit Hilfe der Gruppenarbeit, alte Menschen aus ihrer Isolation zu holen und sie zur Teilnahme zu motivieren (▶ Kap. 2.2). Die **Gruppengröße** hängt sehr von den Teilnehmern ab. Empfehlenswert sind 6–12 Personen. Bei mehr als zwölf Teilnehmern muss die Gruppenleitung entscheiden, ob die Gruppe weitere Personen verkraften kann. Eine Gruppe kann eher größer sein bei

- Homogenität der Teilnehmer,
- einem vergleichbaren Leistungsniveau,
- gegenseitigem Verständnis der Gruppenmitglieder.

Gruppen mit großen Unterschieden im Leistungsniveau erfordern hohes pädagogisches Geschick, damit auch schwächere Teilnehmer Erfolgserlebnisse erzielen.

Regeln für das Gehirntraining

Regeln geben eine Struktur für das Gehirntraining vor, die auch den Teilnehmern Sicherheit und einen überschaubaren Rahmen bietet. Ein Trainingsprogramm orientiert sich an einem groben Schema, das allerdings variabel ist. Zeitliche Ausdehnung, Pausen und Schwierigkeitsgrade können je nach Gruppe flexibel gehandhabt werden.

Folgende **zwölf Grundsätze** bilden eine Arbeitshilfe für den Gruppenleiter:

- **Gehirntraining kontinuierlich durchführen.** Regelmäßiges wöchentliches Training mit Wiederholungen steigert die Gedächtnisspeicherung und vermittelt den Teilnehmern außerdem Sicherheit und Selbstwertgefühl.
- **Ganzheitliches Training durchführen.** Keine isolierten Funktionen trainieren. Das Trainieren verschiedener Funktionsbereiche wird vernetzt. Es werden auch körperliche Bewegungen oder Erfahrungen der Lebenswelt des alten Menschen eingebaut.
- **Lebenswelt und die Biografie des Teilnehmers einbeziehen.** Lernen wird durch Anknüpfen an persönliche Erfahrungen und Werte einfacher und sinnvoller. Der alte Mensch wird dadurch eher zum Mitmachen motiviert. Mit einem themenbezogenen Ansatz ist das Anknüpfen an bestehende Wissensinhalte einfacher, die Teilnehmer erkennen leichter einen Sinnzusammenhang.
- **Spielerischer Ansatz.** Gehirntraining soll anregen und Interesse wecken. Freude steigert die Lebensenergie, deswegen ist ein spielerischer Ansatz wichtig. Eine heitere, entspannte Atmosphäre, in der viel gelacht wird, wirkt sich positiv auf die Gruppe aus und bietet die beste Voraussetzung für ein erfolgreiches Training.
- **Leistungsdruck und Konkurrenz vermeiden.** Wichtig ist eine kommunikative Atmosphäre, die alle Beteiligten zum Mitmachen motiviert. Die Leitung achtet darauf, dass keine Konkurrenzen entstehen, sondern dass das Miteinander und gegenseitige Hilfe im Vorder-

grund stehen. Dazu ist es auch manchmal nötig, einen sehr aktiven Teilnehmer etwas zu bremsen, damit auch andere eine Chance bekommen. Nicht die richtigen Antworten sind entscheidend, sondern das Nachdenken über die Fragen. Eine Stunde immer nach dem Prinzip aufbauen: Vom Einfachen zum Schwierigen, vom Bekannten zum Unbekannten.

- **Methodenvielfalt.** Das Gehirntraining soll abwechslungsreich sein und unterschiedliche Funktionen des Gehirns ansprechen (▶ Abb. 3.10, ▶ Abb. 3.11). Auch Gespräche und Diskussionen gehören zum Training. Jede verbale Äußerung ist eine kognitive Leistung.
- **Bewegungsübungen einbeziehen.** Körperliche Bewegung unterstützt die Blutzirkulation und verbessert die Durchblutung und Sauerstoffversorgung des Gehirns. Zudem wirkt Bewegung mobilisierend und entspannend.
- **Kommunikation fördern.** Eine Trainingsstunde in der Gruppe soll Austausch, Gespräche und Diskussionen ermöglichen. Nur Frage-Antwort-Situationen sind zu einseitig. Jeder Gesprächsinhalt ist fördernswert, weil er der häufigen „Sprachlosigkeit" entgegenwirkt.
- **Zeit, Pausen und Entspannung ermöglichen.** Das Gehirntraining soll nicht anstrengend sein. Pausen und Entspannungsübungen schützen vor Überforderung und fördern die Aufnahme- und Konzentrationsfähigkeit. Je nach Leistungsfähigkeit einer Gruppe kann das Training 1–1 ¼ Std. dauern, bei einer Einzelperson genügen meist 30 Minuten.
- **Erfolgserlebnisse vermitteln.** Erfolge motivieren, stärken das Selbstwertgefühl und beeinflussen das oft negativ geprägte Selbstbild des Teilnehmers positiv. Erfolgserlebnisse lassen sich durch Loben, Ermuntern und schriftliches Fixieren der Antworten vermitteln. Jeder Gruppenteilnehmer sollte bei jeder Gruppenstunde ein persönliches Erfolgserlebnis haben.
- **Ruhige, reizarme Umgebung.** Für eingeschränkte Teilnehmer ist es schwierig, sich zu konzentrieren, sobald sie abgelenkt werden. Deswegen ist eine ruhige Umgebung wichtige Voraussetzung für das Lernen.
- **Ausreichende Flüssigkeitszufuhr sichern** (ca. 1,5 Liter in 24 Std.). Medizinische Kontrolle und die Behandlung von Allgemeinerkrankungen sind für eine stabile Hirnfunktion und ein erfolgreiches Gehirntraining unerlässlich. Während des Gehirntrainings immer schmackhafte Getränke anbieten.

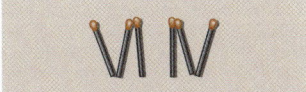

Abb. 3.10 Eine typische Aufgabe für das Gehirntraining: Aus sechs Streichhölzern eine Sechs und eine Vier legen, ohne ein Holz wegzunehmen oder hinzuzufügen. Wenn man erst einmal an die alten Römer denkt, ist die Aufgabe ganz leicht. [L138]

3.6.2 Vorbereitung

Grundsätzlich gilt, dass ein erfahrener Leiter auf die Erfahrungen der vorherigen Stunden und ein breites Spektrum von Möglichkeiten und Methoden zurückgreift. Hilfreich können bewährte Stundenentwürfe von Fachkräften sein, die dann einer Gruppe oder Einzelperson angepasst werden. Am Anfang der Planung stehen die 10-W-Fragen (▶ Tab. 2.1).

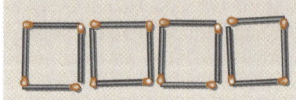

Abb. 3.11 Eine weitere Aufgabe für das Gehirntraining: Die Teilnehmer sollen aus diesen vier Quadraten fünf legen, ohne dass ein weiteres Streichholz nötig wäre oder eines übrig bleibt. [L138]

3.6.3 Tipps für die Durchführung

Themenzentriert aufgebautes Gehirntraining bietet eine hervorragende Möglichkeit, um an den Erfahrens- und Wissensschatz der Teilnehmer anzuknüpfen und darauf aufzubauen. Diese Inhalte regen zum Gespräch an, Gedächtnis- und Gehirnfunktionen werden auf eine spielerische und unterhaltsame Art trainiert. Zudem stellen lebenswelt- oder biografiebezogene Themen eine gute Möglichkeit dar, dass alle Teilnehmer sich beteiligen können. Biografische Themen können den Zugang zum Lernen und Mitmachen erleichtern. Je nach Interesse oder Gruppenzusammensetzung lassen sich aus vielen Bereichen Themen finden, aus denen eine Gehirntrainingsstunde aufgebaut werden kann (▶ Tab. 3.5). Teilnehmer können auch gefragt werden, welche Themen sie interessieren.

Tab. 3.5 Biografische Themen rufen mit hoher Wahrscheinlichkeit großes Interesse bei Teilnehmern hervor.	
Themen	**Beispiele**
Jahreszeiten	Frühling, Sommer, Herbst, Winter, November, Dezember
Feier- und Festtage	Ostern, Pfingsten, Maifest, Sommerfest, Advent, Weihnachten, Neujahr, Karneval
Natur	Garten, Wald, Blumen, Bäume, Steine, Wetter, Tiere, Vögel, Wasser, Erntezeit
Gesundheit und Krankheit	Gesundheitsthemen, Heilkräuter, Herz, Tanz und Bewegung, Hände
Kultur	Musik, Märchen und Sagen, Gedichte und Lyrik
Aufgaben und Interessen	Berufe und Berufstätigkeit, Elternsein, Mutter- und Großmutter-Sein, Haushalt, Interessen und Hobbys, Markt, Technik

Tab. 3.5 Biografische Themen rufen mit hoher Wahrscheinlichkeit großes Interesse bei Teilnehmern hervor. *(Forts.)*

Themen	Beispiele
Lebensabschnitts-Themen	Kindheit, Schule, Jugend und Erwachsenwerden, Elternalter, Älterwerden, Liebe
Weitere Themen	Zahlen, Mode, Lachen und Weinen, Glück und Freude, Farben, Spiel und Spaß

Beispiel einer Gruppentrainingsstunde zum Thema Farben

Tischdekoration
Der vorbereitete Tisch ist mit besonders farbigen Dingen geschmückt. In der Mitte steht ein Blumenstrauß, rundherum farbige Tücher, dazwischen bunte Steine, Federn und farbige Herzen aus Papier.

Einstieg
Nach Begrüßung und allgemeinem Austausch raten die Teilnehmer anhand der Accessoires, um welches Thema es gehen soll.

Kennenlernspiel
Jeder Teilnehmer nennt seinen Nachnamen und dazu seine Lieblingsfarbe mit einer Assoziation. Bei zurückhaltenden Teilnehmern kann die Leitung beginnen oder eine Aufforderung an die Gruppe richten: Wer in diesem Monat Geburtstag hat, beginnt. Oder: Der Älteste in der Runde beginnt. Beispiel: „Ich bin Frau Müller, und meine Lieblingsfarbe ist Blau wie Enzianblau."

Erinnerungsübung
Diese Übung lässt sich bei einer erfahrenen Gruppe oder bei Personen, die nicht zu große Einschränkungen des Kurzzeitgedächtnisses haben, anschließen: Die Leitung fragt in der gleichen Reihenfolge wie zuvor nach den Lieblingsfarben der einzelnen Teilnehmer. Wenn es einen Stau gibt, darf die Lieblingsfarbe genannt und die Assoziation muss gesucht werden.

Gesprächsvorschläge
- Welche Lieblingsfarbe haben Sie?
- Hat sich Ihre Lieblingsfarbe im Laufe des Lebens verändert?
- Welche Farben mögen Sie bei Blumen am liebsten?
- Mit welcher Farbe würden Sie Ihre Zuneigung ausdrücken?
- Mit welcher Farbe würden Sie Ihr Wohnzimmer und Ihr Schlafzimmer tapezieren?
- Welche Farben waren in Ihrer Jugend modern?
- Welche Farben sind heute modern?
- Welche Farbe können Sie gar nicht leiden?

Rate- und Wissensfragen

Farben von A–Z: Die Frage richtet sich an die gesamte Runde. Wer zuerst eine Antwort weiß, sagt sie einfach. Mitschreiben auf der Wandtafel oder Flip-Chart ist empfehlenswert.
Beispiel:
A: aschgrau, apricot, azurblau, altrosa
B: blau, braun, blond, bordeaux, blutrot, beige
C: cremefarben
D: dottergelb, dunkelrot
E: enzianblau

Wort- und Sprachübung

Die Teilnehmer sollen Doppelwörter finden, in denen das Wort Farbe am Anfang oder Ende vorkommt, z. B. Farbtopf, Farbkasten, Farbtafel, Farbdruck, Farbstift, Tapetenfarben, Kleiderfarbe. Mitschreiben auf Wandtafel oder Flip-Chart ist empfohlen.

Wortkette

Eine sehr geübte Gruppe kann aus einem Ausgangswort reihum eine Wortkette bilden, z. B. Farbtopf – Topflappen – Lappeneimer – Eimerhenkel – Henkeltopf – Topfdeckel usw. Wenn es an einer Stelle „stockt", können die anderen mithelfen, ein Anschlusswort zu finden.

Erinnerungsübung

Die Teilnehmer suchen Sprichwörter und Redensarten, die mit Farben zu tun haben, z. B.:
- Mit einem blauen Auge davonkommen
- Etwas durch die rosarote Brille sehen.
- Bei Nacht sind alle Katzen grau.
- Ins Schwarze treffen.
- Sich schwarz ärgern.
- Die Worte auf die Goldwaage legen.
- An der grünen Seite von jemand sitzen.
- Jemanden grün und blau schlagen.
- Eine Fahrt ins Blaue machen.
- Das ist nicht gerade das Gelbe vom Ei.
- Eigener Herd ist Goldes wert.
- Das Blaue vom Himmel herab lügen.
- Reden ist Silber, Schweigen ist Gold.

Einfache Variante: Von den o. g. Sprichwörtern den Anfang nennen, die Teilnehmer sollen das Sprichwort vervollständigen.

Merke

Es ist nicht notwendig, alle hier vorgeschlagenen Übungen in einer Stunde unterzubringen; es ist immer gut, zusätzliche Übungen für den Bedarf bereit zu halten.

Ordnungs- und Einordnungsübung

Die Gruppenmitglieder sollen eine bestimmte Zahl von Gegenständen nennen, die eine bestimmte Farbe haben (▶ Tab. 3.6). Die Zahl der zu nennenden Gegenstände kann je nach Leistungsfähigkeit variieren.

Tab. 3.6 Beispiele für Gegenstände, die typischerweise mit bestimmten Farben verknüpft sind.

Gelb	Grün	Blau	Rot
Sonne	Blätter	Himmel	Rose
Blume	Bäume	Meer	Blut
Sonnenblume	Algen	Wasser	Abendhimmel
Sterne	Frösche	Enzian	Klatschmohn
Eigelb	Gras	Eisenhut	Mund

Zuordnungsübung

Teilnehmer sollen zu verschiedenen Farben eine passende Assoziation entwickeln. Anschließend ist ein Gespräch über die genannten Begriffe möglich. Beispiele:
- Rot wie die Liebe
- Blau wie der Himmel
- Grün wie das Gras
- Grün wie die Hoffnung
- Blau wie der Enzian
- Grau wie eine Maus
- Schwarz wie die Nacht
- Schwarz wie die Trauer
- Gelb wie der Neid
- Lila wie der letzte Versuch

Rätselfragen
- Eine Krankheit, die auch mit einem Vogel zu tun hat? (grüner oder grauer Star)
- Wie heißt das Märchen, in dem ein kleines grünes Tier eine Hauptrolle spielt? (Froschkönig)
- Welche berühmte Blume ist von Heino besungen worden? (Enzian)
- Welche Krankheiten gehen mit Veränderungen der Hautfarbe einher? (Gelbsucht, Masern, Röteln)

- Wie heißt das Lied, das der frühere Politiker und Kanzler Scheel gesungen hat? (Hoch auf dem gelben Wagen)
- Was ist das blaue Wunder? (Brücke in Dresden)
- Was ist mit der Aussage „Tanz um das goldene Kalb" gemeint? (geldgierig sein)
- Welche Tiere sind blau bzw. tragen die Farbe „Blau" in ihrem Namen? (Blauwal, Blaumeise, Blaufuchs, Schmeißfliege, Blauhai)

Weitere Gesprächsanregungen

Jeder Teilnehmer zieht eine vom Gruppenleiter vorbereitete Fragenkarte zur Beantwortung. Diese Übung kann als eine kleine Pro-und-Kontra-Diskussion angelegt sein, sie fördert Denken und Sprache. Die Frage steht dann zur Diskussion:
- Darf ein Hochzeitskleid eine andere Farbe als Weiß haben?
- Welche Farbe hat Trauerkleidung?
- Würden Sie auch mit heller Kleidung zu einer Beerdigung gehen?
- Mit welcher Farbe würden Sie heute Ihr altes Sofa beziehen lassen?
- Welche Farbe wünschen Sie sich für Ihr neues Sommerkleid?
- Was waren die Modefarben Ihrer Jugend?
- Welche Farben haben früher die Männer getragen?
- Können Sie sich an die Farbe Ihres ersten Tanz- oder Ballkleides erinnern?
- Wenn Sie diesen Raum mit Farbe streichen müssten, welche würden Sie aussuchen?
- Welche Farbe mögen Sie als Berufskleidung des Pflegepersonals?

Wahrnehmungsübung

In einer kleinen Gruppe kann man eine rote, weiße und rosafarbene Rose herumgehen lassen: Welche duftet am stärksten? Es schließt sich ein Austausch über den Geruch an.

Ratespiel

Wenn die Gruppe gern spielt und diese Übung nicht kindisch findet, kann man das Spiel „Ich sehe etwas, was Du nicht siehst" vorschlagen.

Lieder raten

Die Teilnehmer raten Lieder, die mit Farben zu tun haben. Falls Liederbücher und CDs mit Texten vorhanden sind, kann man das Training mit einem gemeinsamen Lied abschließen. Singen entspannt und bezieht Atmung und andere Körperfunktionen ein. Alternative zur Verabschiedung: Zu einer passenden Musik kann sich jeder Teilnehmer ein farbiges Tuch vom Tisch aussuchen und im Rhythmus der Musik mitschwingen lassen.
- Hoch auf dem gelben Wagen
- Kornblumenblau
- Schneewalzer

- Wenn der weiße Flieder wieder blüht
- Ganz in Weiß
- Schwarzbraun ist die Haselnuss
- Gold und Silber lieb' ich sehr
- Aus grauer Städte Mauern

Ausklang
Verabschiedung mit einem Lied oder Gedicht. Nochmals ein Lob für die Teilnahme und die Mitwirkung an der gelungenen Stunde aussprechen und einen Ausblick auf die nächste Stunde geben.

Methodenvielfalt
Werden beim Gehirntraining möglichst viele verschiedene Methoden angewandt, gelingt es, die Teilnehmer zu motivieren und ein sehr breites Spektrum kognitiver Funktionen zu trainieren.

Die einsetzbaren Methoden hängen auch von der Gruppenstruktur und den Ressourcen der Mitglieder ab. Möglich sind z. B.:

- **Einzelarbeit,** z. B. das Bearbeiten eines Arbeitsblattes.
- **Partnerarbeit,** zwei oder drei Teilnehmer bilden ein Paar oder Dreiergespann und bearbeiten gemeinsam eine Aufgabe, z. B. eine Partnermassage mit einem Igelball als in das Gehirntraining integrierte Bewegungsübung.
- **Gruppenarbeit,** bietet viele Vorteile, vor allen Dingen spricht sie gleichzeitig mehrere Personen an.
- **Brainstorming,** heißt so viel wie Geistesblitz und lässt sich zur Ideensammlung und zum assoziativen Arbeiten einsetzen. Beispiel: Was fällt Ihnen zur Farbe Rot ein?
- **Das gebundene und gelenkte Gespräch** ist an einem Thema ausgerichtet und wird von der Gruppenleitung gelenkt. Beispiel: Was sind Ihre Lieblingsfarben?
- **Diskussion,** Austausch von Meinungen und Fakten zu einem Thema. Man kann Pro- und Contra-Argumente vortragen. Eine anspruchsvolle Gesprächsform. Beispiel: Welche Farbe kann ein Brautkleid haben? Muss es unbedingt weiß sein?
- **Rollenspiele** ermöglichen das Spielen und Reflektieren von Rollen oder Situationen, übt zusätzlich soziales Verhalten ein. Eine einfache Form von Rollenspiel für das Gehirntraining ist das Pantomimespiel: Eine Person stellt eine Handlung pantomimisch dar, z. B. ein Ei pellen oder eine Briefmarke aufkleben. Die anderen Gruppenteilnehmer versuchen die Lösung zu erraten.
- **Medieneinsatz** ermöglicht verschiedene Darstellungsmethoden durch z. B.
  - Diaprojektor
  - Flip-Chart und Wandtafel

- Overhead-Projektor
- Musikgeräte
- Seniorengymnastikgeräte
- Spiele
- Instrumente (Orffinstrumente)
- Bilder, Schreib- und Malmaterialen
- Hilfsmittel: Lupe zum besseren Sehen, Griffverdickungen für Stifte

- **Wahrnehmungsübungen,** sind sinnesorganbezogene Methoden, die die unterschiedlichen Wahrnehmungsbereiche (Riechen, Sehen, Hören, Schmecken, Fühlen) berücksichtigen.
- **Angeleitete Übungen** zur Bewältigung bestimmter Aufgaben, z. B. Wörter zum Thema *Farbe* finden.
- **Angeleitete Spiele** unterstützen die Bearbeitung von Übungs- oder Themenkomplexen, z. B. „Ich seh' was, was du nicht siehst".
- **Kennenlern- und Interaktionsspiele** unterstützen das gegenseitige Kennenlernen und die Begegnungsqualität in einer Gruppe, z. B. Namensrunde: „Ich bin Frau Müller und meine Lieblingsblume ist die Rose."

Merke

Ein Gehirntraining ist für die Teilnehmer besonders interessant, wenn die eingesetzten Methoden wechseln.

3.7 Generationenübergreifende Kontakte

Definition

Generationenübergreifende Kontakte: Gemeinsame Aktionen von Menschen verschiedener Altersgruppen zur Förderung des Dialogs zwischen den Generationen.

3.7.1 Grundsätzliche Überlegungen

Generationenübergreifende Kontakte ermöglichen den Austausch von Erfahrungen und Erinnerungen. Die Voraussetzung ist das gemeinsame Interesse der Beteiligten. Alte Menschen, die in stationären Pflegeeinrichtungen leben, vermissen häufig den regelmäßigen Kontakt zu Kindern und Jugendlichen.

Merke

Es ist ein Vorurteil, dass alte Menschen den Jugendlichen generell kritisch gegenüberstehen. Die Praxis generationsübergreifender Projekte zeigt, dass ein erhebliches Interesse und der Wunsch nach Verständigung besteht.

3.7.2 Vorbereitung

Ein Schritt, um Jung und Alt zusammenzubringen, kann die Planung eines regelmäßigen Besuchs von Kindern in Pflegeeinrichtungen sein. Ein solches Jung-Alt-Projekt bedarf einer gründlichen Planung, die von einer professionellen pädagogischen Kraft, z. B. einem Sozialpädagogen, begleitet ist.

Merke

Jung-Alt-Projekte bedürfen einer individuellen Begleitung, weil die Besuche der Kinder auch Trauer über den Verlust von Familienzusammengehörigkeit oder die Erinnerung an kritische Familienverhältnisse auslösen können.

Die Planung des Projektes setzt Einfühlungsvermögen für beide Generationen voraus. Zu den wichtigen Schritten gehören:
- Projektleitung durch einen geschulten Mitarbeiter.
- Kontakt zur Schule und dem verantwortlichen Lehrer herstellen.
- Interessen, Wünsche und Bedürfnisse der alten Menschen eruieren.
- Biografische Daten der alten Menschen zusammentragen.
- Interessen und Bedürfnisse der Kinder eruieren.
- Projekt in schulische Themen, etwa „Wie leben alte Menschen" einbinden (Konzept gemeinsam mit dem Lehrer erstellen.).
- Kinder einfühlsam auf das Thema Altern vorbereiten.
- Gemeinsame Themen oder Programme festlegen.
- Ziele für Kinder und alte Menschen finden und formulieren.

3.7.3 Tipps für die Durchführung

Ein funktionierendes Projekt des generationenübergreifenden Austauschs ist sehr wertvoll für alle Beteiligten. Deshalb wenden Pflegende viel Sorgfalt auf, um diese Kontakte vital zu halten. Sie achten darauf, dass die Treffen regelmäßig stattfinden und dass die Teilnehmer die gemeinsame Zeit gemütlich verbringen. Ein gemeinsamer Imbiss kann das Zusammensein abrunden.

Folgende Aktivitäten bieten sich an:
- Spiele
- Musikalische Veranstaltungen
- Theater
- Feste
- Picknick
- Vorleseaktionen
- Kreative Arbeiten
- Diskussionen und Austausch über zuvor besprochene Themen

> **Merke**
>
> Durch intergenerative Projekte kommen Begegnungen zustande, die nicht mehr selbstverständlich sind. Beide Seiten lernen Verständnis, Toleranz, Verantwortungsbewusstsein und erhalten außerdem wertvolle Einblicke in ganz andere Standpunkte und Erlebniswelten.

3.8 Hausarbeit

Hausarbeit knüpft an die Rollen der pflegebedürftigen Menschen an. Die Tätigkeiten beeinflussen die Selbstwahrnehmung, wenn sie sich an der Biografie orientieren. Beschäftigungskonzepte für Menschen mit Demenz umfassen immer hauswirtschaftsorientierte Angebote.

3.8.1 Grundsätzliche Überlegungen

Menschen benötigen ein an ihre Lebensbezüge angepasstes soziales und räumliches Milieu, um Kontinuität und Sicherheit zu erfahren. Lebenswelt und Alltagsstrukturen in Wohn-, Therapie- oder Kleingruppen sollten den biografischen Erfahrungen entsprechen. Häusliche Tätigkeiten wie Kochen, Backen und das gemeinsame Essen, aber auch handwerkliche Tätigkeiten und Gärtnerarbeiten sind zentrale und strukturierende Fixpunkte im Alltag. Trotz psychischer und physischer Einschränkungen erhalten Menschen durch hauswirtschaftliche Beschäftigungen die Möglichkeit, aktiv zu leben und sich nützlich zu fühlen.

Beschäftigungsangebote, die sich an vertrauten Arbeiten orientieren, erreichen vielfältige Ziele:
- sinnvolle Tagesstruktur
- Stabilisierung und Sicherheit
- Förderung der Alltagskompetenzen
- Erschließung von Ressourcen
- soziales Erleben und gemeinschaftliches Handeln
- Förderung von Selbstbestimmung und Selbstständigkeit
- Förderung sinnlichen Erlebens

Grundsätzlich können hauswirtschaftsorientierte Arbeiten für Menschen mit und ohne Demenz angeboten werden, unterschiedlich ist die Komplexität der Aufgaben.

3.8.2 Tipps für die Durchführung

Kochen
Kochen ist eine Aktivität, die mit Aufwand verbunden sind. Sie lässt sich bei sorgfältiger Vorbereitung besonders gut in Einrichtungen mit Wohnküche, in kleinen Wohngruppen oder Tagespflegeeinrichtungen umsetzen.

Vorbereitung
In vielen Wohngruppen planen Betreuer und Bewohner die täglichen Mahlzeiten gemeinsam. Das gemeinsame Kochen wird als Erlebnis und tagesstrukturierende Maßnahme gestaltet. Bei der Vorbereitung ist zu beachten:
- Angebot besonders für Kleingruppen mit 5–6 Personen geeignet.
- Gruppe wählt Rezepte gemeinsam aus. Der Schwierigkeitsgrad ist an die Ressourcen anzupassen.
- Einkaufsliste erstellen und Zutaten besorgen.
- Mindestens eine einstündige Vorbereitungszeit einplanen (gegebenenfalls ist mehr nötig).
- Alle Kochutensilien auf einem großen Arbeitstisch bereitlegen.
- Aufgaben nach den Fähigkeiten der Teilnehmer verteilen.

Tipps für die Durchführung
Für eine Kochgruppe mit pflegebedürftigen Menschen eignen sich Rezepte, die in leichte Arbeitsschritte zerlegbar sind, z. B.:
- Kartoffeln und Heringssalat
- Pellkartoffeln und Grüne Soße
- Gemüsesuppe
- Kartoffeln, Bratwurst und Sauerkraut
- Nudeln mit Tomatensoße
- Eierpfannkuchen mit Äpfeln

Wenn die Gruppe aus ambitionierten Hobbyköchen besteht, sind auch kompliziertere Gerichte möglich.

Italienischer Abend
Ein **italienischer Abend** kann in einer Wohngruppe angeboten werden. Raumgestaltung, Dekoration, Programm und die Speisen bringen Abwechslung und ein Stück südländisch leichter Lebensart. Die Speisen werden gemeinsam geplant und zubereitet.

Mit geringen Mitteln lässt sich eine südländische Atmosphäre erzeugen:
- Blumenkübel mit Palmen oder anderen südlichen Pflanzen
- Fotos (oder Fototapete) von italienischen Landschaften und Orten (z. B. private Urlaubsfotos)
- Tischdekoration in italienischen Farben: Grün, Rot, Weiß
- Servietten in Grün und Rot

Auch das Programm kann unterstützend wirken, z. B. mit
- italienischen Schlagern,
- Livemusik mit einem Mandolinenspieler,
- Chormusik mit italienischen Liedern.

Snacks
In Wohngruppen ohne eigene hauswirtschaftliche Versorgung sind große Kochaktivitäten oft nicht möglich. Dort bietet sich die gemeinsame Herstellung von **Snacks** und kalten Speisen an.

Backen
Backen weckt andere Erinnerungen als das Kochen, weil es nicht im selben Maß zur täglichen Haushaltsroutine gehört. Allein der Geruch von Backwaren löst bei den meisten Menschen positive Erinnerungen aus. Backen ist somit wichtiger Bestandteil der pflegerischen Erinnerungs- und Wahrnehmungsförderung, besonders bei Menschen mit Demenz.

Backen ist eine sinnliche und produktive Tätigkeit (▶ Abb. 3.12), die bei guter Vorbereitung zu einem schnellen Erfolg führt. Sie eignet sich für Kleingruppen mit 5–6 Teilnehmern. Bei der Vorbereitung ist zu beachten:
- Zeitplanung auf die Gruppe abstimmen. Teilnehmer mit Einschränkungen bewältigen eine Gesamtarbeitszeit von ca. 45–90 Minuten.
- Einfache Rezepte aussuchen, z. B. Rührkuchen, Waffeln, Apfelkuchen. Keine harten Zutaten wie gehackte Mandeln, Nüsse verwenden.
- Rezepte und Arbeitsschritte vorher besprechen. Liste der Zutaten aufschreiben.
- Bestellung und Einkauf klären.
- Zutaten vorbereiten und griffbereit legen.
- Gemeinsamen Verzehr der Produkte am folgenden Tag planen.

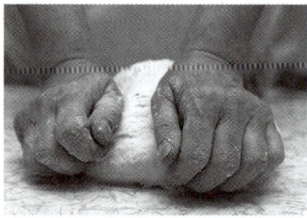

Abb. 3.12 Der intensive Kontakt zum Teig – wie hier beim Kneten – macht das Backen zu einem sinnlichen Erlebnis. [J787]

Andere Hausarbeiten
Hausarbeiten haben therapeutischen Wert, weil sie das Selbstwertgefühl stützen und Orientierungshilfen bieten.

Geschirr reinigen
Das Abwaschen und Abtrocknen von **Geschirr** ist für viele pflegebedürftige Menschen eine gewohnte Tätigkeit und verschafft ihnen deshalb das Gefühl, etwas Sinnvolles zu tun. Es handelt sich um eine Aufgabe, die

auch Menschen mit kognitiven Einschränkungen (unter Anleitung) sicher bewältigen können.
Wenn die Mobilität sehr eingeschränkt und das Stehen am Spülbecken nicht mehr möglich ist, kann das Geschirr auch im Sitzen abgewaschen und abgetrocknet werden.

ACHTUNG
Manchmal verkennen Angehörige den therapeutischen Sinn von Angeboten im Bereich der Hausarbeit. Es handelt sich nicht um die Ausnutzung der Arbeitskraft pflegebedürftiger Menschen, sondern um ein gezieltes Beschäftigungstraining, das an lebensgeschichtliche Erfahrungen anknüpft. Pflegende sind gefordert, das Ziel der Maßnahmen transparent zu machen.

Tisch decken und abräumen
Viele pflegebedürftige Menschen erleben das **Tischdecken** als eine attraktive Tätigkeit, mit der sie die Freude auf eine gemeinsame Mahlzeit zum Ausdruck bringen können. Diese Aufgabe drückt ein Stück Alltagsnormalität aus. Die gemeinsame Vorbereitung des Tisches und auch das Abräumen fördern den Gemeinschaftssinn (▶ Abb. 3.13).

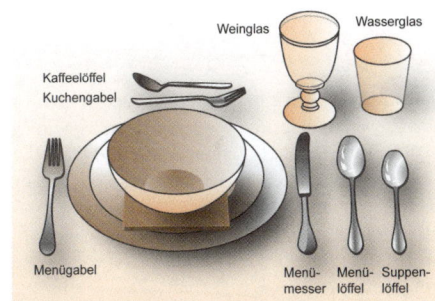

Abb. 3.13 Ein schön gedeckter Tisch macht Appetit und erinnert Teilnehmer überdies an das Kulturgut der gemeinsamen Nahrungsaufnahme. [L138]

Wäschepflege
Die **Wäschepflege** ist in vielen Einrichtungen des Gesundheitswesens zentral geregelt. Trotzdem lassen sich entsprechende Beschäftigungen finden, z. B. Bügeln einfach zu handhabender Textilien wie Handtücher, Waschlappen, Deckchen, Geschirrtücher. Der Vorbeugung von Unfällen gilt dabei ein besonderes Augenmerk.
Eine einfachere Aufgabe ist das Zusammenlegen der Wäsche.

Näharbeiten
Näharbeiten erfordern feinmotorische Fähigkeiten und gutes Sehvermögen und sind deshalb nicht ganz einfach auszuführen. Für dieses Angebot

können Pflegende ein altes Nähkästchen mit den notwendigen Utensilien (▶ Abb. 3.14) ausstatten. Als Anregung können sie die Nähmaterialien auf dem Tisch ausbreiten und löchrige Socken oder Flicken dazulegen. Diese Anordnung lädt zum spontanen Reparieren ein. Feinmotorisch geschickte Frauen lassen sich z. B. für das Annähen von Knöpfen begeistern.

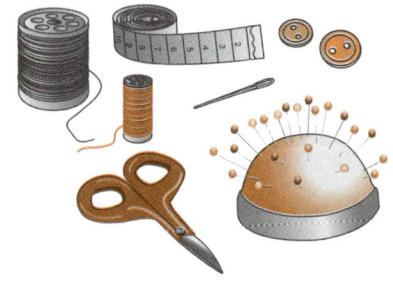

Abb. 3.14 Nähutensilien sind für viele Menschen vertraute Gerätschaften der Hausarbeit. [L138]

Merke
Ein Nähkästchen kann auch in der 10-Minuten-Aktivierung eingesetzt werden.

Gartenarbeit
Gartenarbeit ist mehr als Spazierengehen im Grünen oder Unkraut zupfen. Gärten und grüne Außenanlagen von Pflegeeinrichtungen wirken positiv auf die Lebensqualität. Viele alte Menschen möchten die Vorteile eines Gartens genießen. Trotzdem gibt es bislang nur wenige Konzepte, die regelmäßige Gartenarbeit pflegebedürftiger Menschen vorsehen.
Sie verbindet die Vorteile gemeinschaftlicher Tätigkeit und einer sinnvollen Beschäftigung mit der Stärkung von Kompetenzen und einer Anregung der Sinne.
Ein Garten spricht alle Sinneskanäle an:
- Das Sehen durch jahreszeitliche Bepflanzungen, unterschiedliche Farben, Blickfänge, abwechslungsreiche Blüten und Pflanzenformen.
- Das Hören durch Wind, Blätterrauschen, Rascheln, Knistern und anderen Geräuschen von Pflanzen, Vogelstimmen.

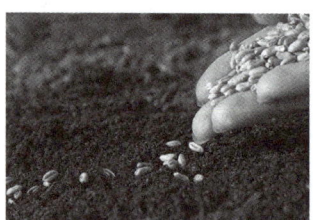

Abb. 3.15 Das Säen hat auch hohen Symbolcharakter, weil es für das Werden und Vergehen der Natur steht. [J787]

- Das Riechen durch Duftpflanzen wie Minze, Kamille, Rosen, Lavendel.
- Das Fühlen durch Berührung unterschiedlicher Pflanzen.
- Das Schmecken durch Probieren von selbst angebautem Obst und Gemüse.

Tipps für die Durchführung

Es sind – je nach den Gegebenheiten – unterschiedliche Angebote möglich:
- Pflegearbeiten in einem bereits bestehenden Garten, z. B. Kehren, Blätter rechen oder an Beeten arbeiten
- Blumen und Pflanzen gießen
- Pflanzen und Pflege eines Hochbeets mit Gemüsesorten und Blumen
- Bepflanzung und Pflege eines Kräuterbeets
- Arbeiten im Gewächshaus, z. B. Säen (▶ Abb. 3.15), Pflanzen verziehen, Umtopfen
- Blumen- oder Staudenkübel anlegen

Merke

An Pflanztischen oder Hochbeeten können auch bewegungseingeschränkte Menschen und Rollstuhlfahrer problemlos arbeiten.

Bauerngarten

Ein **Bauerngarten** kann ein kleines Landstück sein, das durch Abgrenzungen in Beete und Wege eingeteilt wird. Die einzelnen Beete können durch Buchsbaumbepflanzung oder eingeschlagene Holzpfähle abgegrenzt werden. Die Beete werden mit Nutzpflanzen wie Gemüse, Kräutern, Heilpflanzen, Blumen und Bauernstauden bestückt (▶ Tab. 3.7).

Merke

Für einen langfristig angelegten Bauerngarten bedarf es einer Finanzplanung und eines sorgfältigen Projektmanagements unter professioneller Begleitung, z. B. durch einen Gartenarchitekten oder Gärtner. Dies kann kostenintensiv sein.

Tab. 3.7 Pflanzen für einen Bauerngarten (Beispiele).

Gemüse und Salat	Kräuter	Blumen
• Möhren	• Schnittlauch	• Kapuzinerkresse
• Sellerie	• Petersilie	• Malven
• Porree	• Dill	• Rosen und Pfingstrosen
• Zwiebeln	• Liebstöckel	• Stockrosen
• Radieschen	• Bohnenkraut	• Sonnenblumen

Tab. 3.7 Pflanzen für einen Bauerngarten (Beispiele). *(Forts.)*

Gemüse und Salat	Kräuter	Blumen
• Zucchini und Kürbis	• Thymian	• Ringelblumen
• Gurken	• Kresse	• Phlox
• Rettich	• Sauerampfer	• Löwenmäulchen
• Schnittsalat	• Rosmarin	• Vergissmeinnicht
• Feldsalat	• Minze	• Lavendel
• Rote Beete	• Melisse	• Astern

Sinnesgarten

Zur Wahrnehmungsförderung von Menschen mit krankheitsbedingten Einschränkungen können Pflegende **Sinnesgärten** anlegen. Sie nehmen Rücksicht auf die besonderen Bedürfnisse von desorientierten Menschen und haben einen beschützenden Charakter. Einige Grundsätze sind:

- Sichere Umgrenzung durch dichte Bepflanzung, Mauerwerk oder Zäune schaffen.
- Barrierefreien Zugang schaffen, z. B. trittsichere Wege.
- Breite Wege für Rollstuhlbenutzer.
- Sonnengeschützte Plätze (z. B. Bänke) und Nischen zum Verweilen einrichten (v. a. in der Nähe stark duftender Pflanzen).
- Brunnen und Wasserläufe anlegen.

Kräutergarten für die Fensterbank

Wenn Gärtnern draußen, im Gewächshaus oder auf Terrasse und Balkon nicht möglich ist, kann man als kleine Alternative einen **Kräutergarten auf der Fensterbank** anlegen.

3.9 Internet und Computer

Internet und Computer eröffnen pflegebedürftigen Menschen einen Kommunikationsweg, der sie in Echtzeit mit Menschen in der ganzen Welt in Kontakt bringt. Außerdem bieten sie eine große Zahl an Beschäftigungsoptionen und vereinfachen die Bewältigung des Alltags. Jüngere Menschen handhaben Computer meist mit großer Selbstverständlichkeit, doch unter Älteren halten sich Vorbehalte, die nicht zuletzt genährt sind durch Warnungen vor Online-Kriminalität, die man häufig in der Presse lesen kann.

3.9.1 Grundsätzliche Überlegungen

Pflegende ermöglichen auch den eher vorsichtig gestimmten älteren Menschen einen Einstieg in die Nutzung der Technik. Mit Kursen, bei denen man die ersten Schritte auf dem Weg ins Internet lernt, lassen sich viele

Vorbehalte abbauen. Volkshochschulen, Sozialverbände und zahlreiche andere Organisationen machen entsprechende Bildungsangebote, die häufig speziell auf Senioren und andere Zielgruppen zugeschnitten sind. Der Nutzen der Anwendung von Computern:

- Leichter Zugriff auf Informationen zu beliebigen Themen
- Vereinfachter und beschleunigter Kontakt zu Verwandten, Freunden und Gleichgesinnten auch über große Distanzen per Mail, Skype oder in sozialen Netzen (z. B. Facebook®)
- Zugriff auf zahlreiche Beschäftigungs-, Spiel- und Bildungsangebote
- Möglichkeit, Bankgeschäfte und Einkäufe von zuhause aus zu erledigen
- Stärkung des Selbstbewusstseins

3.9.2 Tipps für die Durchführung

Die Heranführung von technikfernen Menschen an die Nutzung von Computer und Internet benötigt einen geschützten Rahmen, der massive Fehler ausschließt und Unsicherheiten abbaut. Dazu ist es notwendig, Betroffene gezielt fortzubilden und schrittweise mit den Erfordernissen der Technik vertraut zu machen. Pflegende können im Einzelfall ihre persönliche Erfahrung einsetzen, sollten aber stets auch an Experten verweisen, die das Wissen zielgruppengerecht vermitteln. Folgende Bedingungen sollen diese Bildungsangebote erfüllen:

- Anbindung an die jeweilige Pflegeeinrichtung, um die Erreichbarkeit der Kurse zu gewährleisten.
- Bildung von kleinen (maximal 12 Teilnehmer) und homogenen (Menschen mit etwa demselben Kenntnisstand) Gruppen, z. B. in Anfänger- und Fortgeschrittenenkursen.
- Unterstützung beim Kauf eines geeigneten PC.
- Unterstützungsmöglichkeiten für die Computernutzung zuhause sichern.

3.10 Kreativität und Handwerk

Kreative und **handwerkliche** Beschäftigungsangebote sprechen die künstlerischen Fähigkeiten des Menschen an. Werken, Basteln und Gestalten fordern verschiedene Sinnesfunktionen, trainieren Grob- und Feinmotorik, stärken das Selbstbewusstsein und setzen zwischenmenschliche Kommunikation in Gang. Bei komplexen motorischen Störungen sind diese Angebote allerdings nur eingeschränkt möglich.

3.10.1 Grundsätzliche Überlegungen

Kreatives Gestalten kann eine Entlastung für pflegebedürftige Menschen sein, weil es sie von Sorgen ablenkt und ihre Konzentration auf das Handeln richtet. Es hat außerdem einen therapeutischen Sinn, weil darin Gefühle und persönliches Erleben zum Ausdruck kommen und der Bearbeitung zugänglich werden.

Die Angebote können ergebnis- bzw. produktorientiert ausgerichtet sein oder der Fantasie ohne Bewertung freien Lauf lassen.

Ziele der Angebote:
- Förderung des kreativen Potenzials
- Ausdruck des inneren Erlebens
- Bewältigung von Lebenserfahrungen
- Spaß am eigenen Schaffen
- Förderung der Grob- und Feinmotorik
- Förderung von Sinnesfunktionen (z. B. Stimulierung des Seh- und Tastsinnes)
- Bestätigung und Anerkennung
- Stärkung des Selbstwertgefühls
- Förderung von Gruppenfähigkeit und sozialem Erleben

Weil kreative Techniken so vielfältig sind und ganz unterschiedliche Anforderungen an Kognition und Bewegungsfähigkeit stellen, können sich entsprechende Angebote an nahezu alle pflegebedürftigen Menschen richten. Ausgenommen sind lediglich vollständig bewegungsunfähige Menschen.

Bei der Auswahl der Techniken und Materialien gilt es, krankheitsbedingte Einschränkungen zu berücksichtigen, z. B.:
- Störungen motorischer Bewegungsabläufe
- Sensibilitäts- und Wahrnehmungsstörungen
- Muskelschwäche
- Fehlstellungen
- Sinnesfunktionsstörungen
- Konzentrationsstörungen
- Denkstörungen
- Desorientierung
- Motivationsschwäche und Antriebslosigkeit

Merke

Es ist wichtig, ein Angebot gezielt auf die Zielgruppe auszurichten, damit Anforderungen, Voraussetzungen und Erwartungen nicht auseinanderklaffen.

3.10.2 Vorbereitung

An erster Stelle steht das Ziel, den Teilnehmern ein Stück Lebensqualität zu vermitteln, indem sie die Erfahrung machen können, dass sie in der Lage sind, Nützliches und Produktives hervorzubringen. Eine Checkliste (▶ Tab. 3.8) erleichtert die Planung.

3.10 Kreativität und Handwerk

Tab. 3.8 Checkliste für die Vorbereitung gestalterischer und handwerklicher Beschäftigungsangebote.

Planung und Organisation

Auf welche Zielgruppe soll das Angebot ausgerichtet sein? Ist die Zielgruppe genau definiert? Welche Fähigkeiten und Einschränkungen sind bei den Teilnehmern zu erwarten?

Soll es eine offene oder geschlossene Gruppe oder ein Einzelangebot sein? Welche Teilnehmerzahl ist sinnvoll?

Wie ist die Motivation der potenziellen Teilnehmer? Bei Ängsten und Zweifeln vor der Teilnahme Besuche und Zuschauen organisieren.

Ist ein Werkraum oder ein anderer, gleichermaßen geeigneter Raum vorhanden? Sind Wasseranschluss, strapazierfähige Tische, gute Beleuchtung vorhanden? Sind zeitliche Absprachen mit anderen Nutzern des Raums zu treffen?

Zeitlichen Rahmen und Termine festlegen.

Benötigen die Teilnehmer eine Begleitung, um den Raum zu erreichen?

Kreative Angebote an den drei Säulen Orientierung, Aktivierung und biografische Anbindung orientieren und an den Fähigkeiten und Einschränkungen der Teilnehmer ausrichten.

Sind spezielle Hilfsmittel erforderlich, z.B. Stift- und Pinselhalter, Zeichenbrett, Klemmbrett für Malarbeiten, spezielle Scheren?

Vor Beginn eines Angebots alle Materialien, Werkzeuge und Hilfsmittel vorbereiten: Tisch, wenn nötig, mit Schutz versehen, alle Materialien sichtbar ausbreiten, Anschauungsstücke, Muster und Schablonen bereithalten, Kleiderschutz vorsehen, z.B. bei Farb- und Klebearbeiten.

Ablauf

- Für eine angenehme und entspannende Atmosphäre sorgen.
- Beginn der Kreativstunde mit „Erwärmungsphase", z.B. Singen, Vorstellungsrunde, kleine Erzählrunde, kleine Bewegungsübungen.
- Pausen einlegen und Getränke anbieten. Zwischendurch zur Entspannung Finger- und Handgymnastik durchführen, evtl. Therapieknete einsetzen.
- Einfache und überschaubare Darstellung der Arbeitstechnik. Dabei das Vorgehen aufteilen. Arbeitsschritte anhand von Probestücken und Mustern zeigen. Imitationslernen (▶ Kap. 1.2.4) einsetzen.
- Anregung und Lob motivierend einsetzen.
- Nicht zu viel Hilfe geben.
- Angebote aussuchen, die den Teilnehmern kreativen Freiraum lassen.
- Wertschätzende Atmosphäre schaffen und die Ergebnisse bzw. Arbeiten respektierend und wertschätzend behandeln (gemeinsame Betrachtungen, Aufhängen oder Ausstellen der Arbeiten).
- Jede Stunde mit einer Abschlussphase beenden: Kurzes abschließendes Gespräch, Betrachten der Arbeiten, Ausblick, Lied, Text, Gedicht.

3.10.3 Tipps für die Durchführung

Materialien und Techniken sind auf die Fähigkeiten und Fertigkeiten der Teilnehmer abzustimmen. Manche Techniken erfordern exaktes Arbeiten und eine intakte Feinmotorik (z. B. manche Papierarbeiten), während andere Techniken (z. B. Flechtarbeiten) auch mit eingeschränkter Feinmotorik und weniger genauem Arbeiten ausgeführt werden können.

Verschiedene **Maltechniken** lassen sich exakt den unterschiedlichen Fähigkeiten der Teilnehmer anpassen. Etwaige Vorbehalte lassen sich meist leicht ausräumen.

Mandalas

Mandalas sind kreisförmige Muster, deren Elemente symmetrisch angeordnet sind und ein harmonisches Gesamtbild ergeben (▶ Abb. 3.16). Sie können unterschiedliche Schwierigkeitsgrade aufweisen.

Lese- und Surftipp

Rüdiger Dahlke: Mandalas der Welt. Ein Mal- und Meditationsbuch. Goldmann Verlag, München, 2012.

Materialien
Vorlagen aus Büchern und Anleitungsheften, Buntstifte, Wachskreiden, Wassermalfarben, Fenstermalfarben, Pinsel, evtl. Griffverstärker für Buntstifte, Klebeband zum Aufhängen der Mandalas.

Durchführung
- Verschiedene Muster auf dem Tisch auslegen. Jeder Teilnehmer sucht eines aus, das ihn besonders anspricht.
- Technik erklären: Von innen nach außen oder von außen nach innen ausmalen, dabei alle Formen ausmalen.
- Die Teilnehmer wählen die Farben zum Ausmalen nach eigenem Empfinden. Buntstifte sind leichter zu handhaben als Wasser-, Öl- oder Fenstermalfarben.
- Ausgemalte Mandalas nicht interpretieren, sie sind Ausdruck des momentanen Befindens.

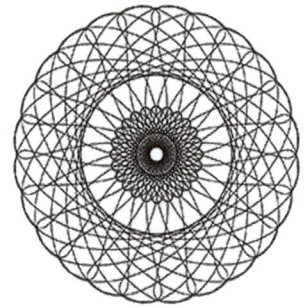

Abb. 3.16 Vorlage eines Mandalas. [J787]

Fensterbilder

Fensterbilder können als Motive auf haftender Folie für Fenster oder auf dickerer Folie für Mobiles hergestellt werden. Für Fortgeschrittene gibt viele weitere Ideen, z. B. Karten, Stecker, Gläser und Vasen, die mit Fenstermalfarben bemalt werden.

Materialien

Haftende Fensterfolie (Din-A4 oder Din-A3), 3 mm dicke Mobilefolie (Din-A3 oder Din-A4), Konturenfarbe in verschiedenen Farbtönen, verschiedene Farbtöne Fenstermalfarbe, kleine Farbbehälter, verschiedene Motive zur Auswahl, Verdünnungsmittel für eingedickte Farben, evtl. Glitter zum Verzieren, Holzstäbchen und Wattestäbchen, Stecknadeln, Büroklammern, Klebeband, Schutzkittel.

Durchführung

- Beliebte und passende Motive zur Auswahl vorstellen. Für sehbehinderte Menschen große Motive wählen.
- Gut erkennbare Motive unter die Folie (Transparentpapier) legen, evtl. mit Büroklammern befestigen, das Transparentpapier mit einem weißen Blatt unterlegen.
- Malunterlage mit Klebeband am Tisch gegen Verrutschen schützen.
- Motiv mit der Konturenpaste unter gleichmäßigem Druck nachziehen. Bei Fehlern mit Wattestäbchen oder Zahnstocher korrigieren. Auftragen der Konturenpaste evtl. vorher auf einem Extrablatt üben; Teilnehmer mit Tremor ggf. unterstützen.
- Konturenfarbe trocknen lassen.
- Entstandene Felder mit den gewünschten Farben ausmalen. Farben können mit Weiß aufgehellt oder mit Schwarz abgedunkelt werden. Nuancen entstehen durch farblich unterschiedliche Konturen oder durch Auftragen von Glitter auf der feuchten Farbe.
- Entstehende Luftbläschen mit einer Stecknadel aufstechen und verlaufene Farbe mit einem Wattestäbchen wegtupfen.

Malen nach Vorlagen

Für unsichere Teilnehmer eignet sich **Malen nach Vorlagen.** Diese Einstiegstechnik hilft, Schwellenängste zu überwinden und ist auch für Menschen mit Demenz geeignet.

Material

Malblöcke, dicke Buntstifte, Wachsmalkreiden, evtl. Griffverstärker für die Stifte, Motive zum Ausmalen.

Durchführung

- Teilnehmern die Technik erklären und Probebilder zeigen.
- Motive zum Aussuchen vorlegen, jeden Teilnehmer ein Lieblingsmotiv aussuchen lassen.

- Stifte ausprobieren lassen.
- Während des Ausmalens gibt der Gruppenleiter Unterstützung durch Zuspruch, Impulse, Führen, Lob und Anerkennung.
- Bilder hinterher gemeinsam anschauen und zur Würdigung z. B. an der Wand aufhängen.

Ausdrucksmalen

Beim **Ausdrucksmalen** steht der Prozess des Malens im Mittelpunkt, nicht das Produkt. Die Teilnehmer versuchen mit verschiedenen Materialien ihren inneren Bildern und Gefühlen Ausdruck zu verleihen. Dabei können Erinnerungen, Wünsche und Gefühle wach werden. Ausdrucksmalen benötigt keinerlei Vorkenntnisse.

Der Gruppenleiter interpretiert und deutet die Bilder nicht, sondern beschränkt sich darauf, die Teilnehmer zu begleiten, zu ermutigen und ihre Aussagen zu spiegeln. Für diese Technik ist ein ruhiges Ambiente wesentlich.

Materialien

Große Papierbögen, evtl. Klebeband, Wasser-, Plaka-, Acryl-, Gouache- und andere Deckfarben, Pinsel verschiedener Größe, Pinselhalterungen, Schwämme, Schwammpinsel, Wassergefäße, Schutzkittel.

Durchführung

- Vorrunde, bei der jeder Teilnehmer kurz von seinem momentanen Befinden erzählt.
- Methode erklären.
- Farben und Pinsel vorstellen und ausprobieren lassen, es darf auch mit den Fingern gemalt werden.
- Zum Beginn ermutigen. Wenn jemand nicht weiß, wie er anfangen soll, gegebenenfalls nach der momentanen Lieblingsfarbe fragen.
- Zum Malen ohne Nachdenken und Technik ermutigen.
- Wertungen anderer Teilnehmer verhindern.
- Das Gemalte ohne Wertung bestätigen.
- Für eine Atmosphäre von Respekt vor den Bildern sorgen.
- Schlussrunde, bei der jeder Teilnehmer sich mit Bild vorstellt und über seine Gefühle dazu erzählt.

Seidenmalerei

Bei der **Seidenmalerei** lassen sich mit einfachen Mitteln schöne Effekte erzielen. Anfänger sollten Zufallstechniken bevorzugen, Fortgeschrittene können mit der Guttatechnik arbeiten.

Material

Seidenstoff (Tücher, Schals) z. B. Pongé Nr. 5 oder Nr. 6, für Tücher Größe 110 × 110 cm oder 180 × 90 cm, Holzrahmen und Pinnwandnadeln, bügelfixierbare Seidenmalfarben, Gutta (Trennmittel), Aquarellpinsel,

Flachpinsel, Wasser, Verdünner (Benzin), Pipetten, Salz (grob und fein), Schalen, Gläser und Breitrandgläser, Schutzschürze, Bleistift, Entwurfpapier, Schere, Bügeleisen.

Salztechnik

Die **Salztechnik** ist einfach auszuführen und gelingt auch Anfängern, Menschen mit motorischen Einschränkungen oder mit Demenz.

Durchführung

- Seidentuch mit Pinnwandnadeln auf den Rahmen spannen, Rahmen liegt bei der Salztechnik am besten auf dem Tisch.
- Farbe mit großem Pinsel zügig auftragen, damit keine Trockenränder entstehen.
- Auf das noch feuchte Tuch Salz streuen. Feines Salz ergibt eine feine, grobes Salz eine grobe Struktur.
- Je feuchter das Tuch ist, desto größer werden die Muster.
- Seide trocknen lassen und Salz ausschütteln oder vorsichtig abbürsten.
- Seide vom Holzrahmen nehmen und die Farbe durch Bügeln fixieren.
- Überschüssige Farbe lässt sich mit klarem Wasser aus der Seide spülen. Stoff anschließend bügeln.

Guttatechnik

Gutta(percha) ist ein Konturenmittel. Es hilft, zwei Farbflächen in scharfer Linie voneinander abzugrenzen. Gutta ist transparent (auswaschbar) und in verschiedenen Farben erhältlich. Die **Guttatechnik** erfordert etwas Erfahrung und eine nicht zu große Einschränkung der Feinmotorik. Die Teilnehmer zeichnen die Formen und Muster nach Vorlagen mit Gutta auf die Seide und malen sie anschließend aus:

- Evtl. Entwurf auf Papier ausarbeiten und diesen dann mit Bleistift oder Zeichenkohle übertragen.
- Seide aufspannen.
- Konturenmittel mit dem Pinsel oder aus dem Fläschchen (kleine Öffnung) auftragen, dabei dürfen keine Lücken oder dünnen Stellen entstehen.
- Gutta vollständig trocknen lassen.
- Farbe auftragen, vollständig trocknen lassen und dann durch Bügeln fixieren, dabei ein weißes Blatt unterlegen, weil das Gutta sonst am Bügeleisen haftet.
- Tücher mit farblosem Gutta in klarem Wasser einweichen, dann auswaschen und bügeln.

Brush-Technik

Bei der **Brush-Technik** bringt man die Farben mit Hilfe eines Sprühgeräts auf die Seide. Hierbei steht die schnelle und effektvolle Wirkung des Farbauftrages im Vordergrund.

- Seide spannen.
- Verschiedene Farben in die Pumpflaschen füllen.
- Pumpaufsatz aufsetzen und mehrmals pumpen.
- Seide mit senkrecht gehaltener Sprühflasche besprühen.
- Trocknen lassen und bügeln.

Wachstechnik
Bei der **Wachstechnik** zeichnet man nach einer ersten Farbschicht Muster mit Batikwachs auf den Stoff und trägt anschließend eine zweite dunklere Farbschicht auf. Nach dem Trocknen wird die Wachsschicht ausgebügelt.

Aquarellieren
Aquarellieren wirkt besonders ausdrucksstark. Mit wenigen Utensilien lassen sich schnell beeindruckende Effekte erzielen. Die Technik gestattet jedoch keine Korrekturen, weil die Farbe sofort vom Papier aufgesaugt wird.

Material: Aquarellfarben in Näpfchen, Aquarellpinsel verschiedener Größen (Rundpinsel, Flachpinsel, Verwaschpinsel aus Rotmarderhaar oder Rotmarderhaar mit Synthetik), Aquarellpapier in Blöcken oder einzeln, Klebeband, Wasserbehälter, Mischpaletten oder Mischtöpfchen, evtl. Staffelei.

Lavierung
Mittels **Lavierung** kann man größere Flächen einfärben:
- Papier mit Klebeband spannen (oder im Block lassen) und mit Schwämmchen oder Pinsel anfeuchten.
- Farbe in Mischtöpfchen geben und mit Wasser verdünnen.
- Breiten Farbstreifen von oben links nach rechts ziehen.
- Am unteren Rand des ersten Pinselstrichs ansetzen und in die entgegengesetzte Richtung wischen. Reihe für Reihe bis zu unteren Rand einfärben.
- Überschüssige Nässe vom unteren Rand abtupfen.

Abgestufte Lavierung
Bei der **abgestuften Lavierung** beginnt man oben mit intensiven Farbtönen und wird immer heller, um Raum und Tiefe zu erzeugen, z. B. für den Himmel:
- Wie bei der einfachen Lavierung mit breitem Pinselstrich von oben links nach rechts beginnen.
- Pinsel in Wasser tauchen und den nächsten Strich direkt darunter setzen.
- Die nach unten verlaufende Farbe mitnehmen.
- In gleicher Weise fortfahren und mit jedem Pinselstrich die Farbe stärker verwässern.

Mehrfarbige Lavierung

Mit **mehrfarbigen Lavierungen** lassen sich z. B. Landschaften und Himmel darstellen:
- Mehrere gewünschte Farben in Mischtöpfen ansetzen.
- Je nach Motivwunsch die verschiedenen Farben wie bei der abgestuften Lavierung anbringen, z. B. ⅔ blau, ⅓ lila.

Nass-auf-Trocken-Technik

Auf einer trockenen Oberfläche erscheinen die Farbauftragungen mit einem klaren Rand, sie verwischen nicht. Die Farben werden leuchtend und satt:
- Lavierung aufbringen.
- Trocknen lassen.
- Zweite Farbschicht aufbringen, sodass die untere Farbe durchschimmert.

Nass-in-Nass-Technik

Bei der **Nass-in-Nass-Technik** bringt man Farbe auf nasses Papier. Dadurch entsteht beim Trocknen eine weiche, verschwommene Farbqualität:
- Papier spannen.
- Papier mit Schwämmchen oder Pinsel anfeuchten.
- Mit dem Pinsel viel Farbe aufnehmen und zügig verteilen.
- Verschiedene Farben ineinander verlaufen lassen, dabei den Verlauf der Farbe nicht kontrollieren.
- Trocknen lassen.
- Im trockenen Zustand können dem Bild Details hinzugefügt werden.

Regenbilder mit Aquarellstiften

Eine ganz einfache Technik mit Aquarellmalstiften sind Regenbilder.
Material: Dicke Aquarellmalstifte, Aquarellzeichenpapier, Wasserglas, kleines Gießgefäß, Bügeleisen, Wellpappe, Schere, Kleber.
Durchführung:
- Weißes Aquarellpapier mit Aquarellstiften bunt bemalen.
- Formen und Farben nach Wunsch wählen.
- Möglichst das ganze Blatt ausfüllen.
- Anschließend das Papier kurz mit Wasser aus einer kleinen Gießkanne beträufeln und dabei bewegen, damit die Farben ineinander verlaufen.
- Bild trocknen lassen und bügeln.

Batiken

Batik ist eine jahrhundertealte Wachsfärbetechnik die unterschiedliche Schwierigkeitsgrade aufweist.

Papierwachsbatik
Eine leichte Technik, die aber den sicheren Umgang mit einer Kerze oder einem Wachstropfgefäß erfordert.

Material
Papier in gewünschter Größe, Kerzen oder Wachstropfgefäße (Tjantings), Deckfarben oder Aquarellfarben, Pinsel, Wasser, kleinen Spachtel oder stumpfes Messer, Kleiderschutz.

Durchführung
- Helle Farbe auf das Papier bringen (mit der hellsten Farbe beginnen).
- Wachs auf das Papier tropfen und trocknen lassen.
- Weiterhin abwechselnd Farbe und Wachstropfen aufbringen, trocknen lassen.
- Zum Schluss trockenes Wachs mit Spachtel oder Messer vorsichtig abschaben.

Wachsbügeln
Einfache Technik, die aber den sicheren Umgang mit einem Bügeleisen erfordert. Durch das Bügeln zerfließen die Wachsfarben. So entstehen sehr schöne, zufällige Muster und Strukturen.

Material
Architektenpapier oder glattes Butterbrotpapier in gewünschter Größe, Wachsmalkreiden, Zeitungspapier zum Unterlegen, Bügeleisen.

Durchführung
- Farben flächig oder in Formen auftragen.
- Papier falten, z. B. zur Hälfte, und bügeln (Farbseite innen).
- Wachsfarben lassen sich mit Lösungsmittel (Fachhandel) anlösen, dadurch entsteht ein gewisser Aquarellcharakter.

Stoffbatik
Mithilfe der **Stoffbatik** können bei etwas Geschick künstlerisch wertvolle Arbeiten entstehen. Für Anfänger bieten sich einfache Grundtechniken an. Allerdings ist für das Batiken eine ruhige Handführung nötig, sodass nur Menschen ohne Bewegungseinschränkungen der Malhand und des Malarms diese Technik ausführen können. Für Menschen mit Demenz ist das Stoffbatiken nicht geeignet.

Material
Stoff (Baumwolle, Leinen, Seide), Batikwachs, Topf für Wachs und Elektroplatte, Holzrahmen (Seidenmalrahmen), Pinnwandnägel zum Befestigen, Pinsel, Wachstropfgefäße (Tjantings) oder Kerzen, Schürze und Gummihandschuhe, Salz und Essig, Löffel zum Dosieren, Batikfarben,

Schüsseln, Kochlöffel, Bügeleisen, alte Zeitungen und Papiertaschentücher.

Tropfbatik

Die **Tropfbatik** ist die einfachste und schnellste Technik. Man benötigt einen einfachen Naturstoff (z. B. Baumwollreste, Kissenbezug, Bettlakenteile) und Kerzen:
- Stoff spannen oder gebügelt auf Schaumstoff legen.
- Kleiderschutz anziehen.
- Farbbad ansetzen.
- Mit dem Wachs der brennenden Kerze kreisförmige oder andere Muster träufeln.
- Kurzen Abstand zum Stoff halten (Wachs kühlt sonst schon während des Tropfens ab).
- Nach dem Trocknen des Wachses den Stoff im Wasserbad färben (nach Herstellerhinweis); Handschuhe tragen oder Rührlöffel benutzen.
- Nach dem Färben den Stoff so lange in kaltem Wasser spülen, bis das Wasser klar ist.
- Stoff nicht auswringen, sondern vorsichtig abtropfen lassen, auf ein altes Handtuch legen und dann aufhängen.
- Nach dem Trocknen das Wachs vorsichtig ausbügeln.

Abbindebatik

Bei der **Abbindebatik** färbt man nur bestimmte Areale des Stoffs. Bereiche die farbfrei bleiben sollen, bindet man mit Schnüren ab:
- Verschiedene ausgewählte Farbbäder ansetzen.
- Stoff an verschiedenen Stellen zusammenrollen oder abbinden.
- Anschließend anfeuchten und mit der gewünschten Farbe im ersten Gang einfärben.
- Den Stoff klar spülen und aufbinden.
- Wenn zweite Farbe gewünscht wird, nochmals an anderen Stellen knoten und abbinden und einen weiteren Färbegang wiederholen (bei der Zweifarbtechnik zuerst mit einer helleren, im zweiten Gang mit einer dunkleren Farbe färben).
- Stoff aufbinden und trocknen lassen.

Wachsbatik

Für die **Wachsbatik** werden Entwürfe von Mustern oder Bildern mit dem Pinsel oder Wachstropfgefäßen auf den Stoff gebracht und ein- oder mehrfarbig gefärbt. Die Mehrfarbigkeit entsteht durch wiederholtes Wachsen und Färben. Die Technik erfordert Erfahrung:
- Muster entwerfen (mit einfachen Mustern wie Streifen, Kreisen, Rechtecken und Quadraten beginnen).
- Wachs in einem Wasserbad erhitzen.

- Mit Pinsel die ersten Muster auftragen.
- Erste Färbung vornehmen.
- Weiterer Wachsauftrag.
- Weitere Färbung.
- Nach jeder Färbung auswaschen und trocknen lassen.

Collagen

Collagen sind aus buntem Papier oder anderen Materialien geklebte Bilder. Diese einfache Technik eignet sich hervorragend für Gemeinschaftsarbeiten. Menschen mit Demenz können in eine solche Arbeit gut integriert werden.

Blumencollage

Trocken- und Kunstblumen auf einen großen Filzgrasteller kleben. Je nach Zusammenstellung entstehen schöne bunte Blumenarrangements.

Material

Filzgrasteller (Durchmesser ca. 40 cm), Heißklebepistole, Trocken- und Kunstblumen, Dekomaterialien wie Käfer, Sterne, Vögel, Schmetterlinge.

Durchführung

- Materialien auf einem Tisch ausbreiten.
- Collagenarbeit mit einem jahreszeitlichen Thema (Vorlesen einer Frühlingsgeschichte, Gedächtnis- und Erinnerungsspiele zum Thema Frühling) verbinden.
- Jeder Teilnehmer sucht sich einige Blumen, Pflanzenteile und Dekomaterialien aus.
- Der Teller geht reihum, jeder Teilnehmer platziert in einem Arbeitsschritt ein Materialteil.
- Darauf achten, dass die Mitte besonders betont wird.
- Gruppenleiter klebt einzelne Collagenteile auf.
- Zum Schluss das Gemeinschaftswerk betrachten und an einer geeigneten Stelle aufhängen.

Reiß-Klebe-Technik

Die **Reiß-Klebe-Technik** eignet sich für Gemeinschaftsarbeiten in Kleingruppen (2–3 Personen). Dabei reißt man kleine Papierschnipsel und klebt sie in der gewünschten Form (Baum, Blume, Landschaft) auf einen Tonpapier-Bogen. Gut geeignet für Menschen mit Demenz.

Material

Tonpapier in DIN-A3-Größe, Buntpapier, Klebestifte, Bleistift.

Durchführung

- Collage nach einem jahreszeitlichen Thema, z. B. Sommer, gestalten.
- Motiv auf dem Tonpapier vorzeichnen.
- Aus dem Buntpapier Schnipsel reißen.

- Schnipsel mit dem Klebestift bestreichen und farblich passend dicht an dicht auf die Motivskizze kleben.

Ausschneidetechnik

Die **Ausschneidetechnik** ist einfach umsetzbar und als Gruppenarbeit möglich, sie erfordert aber den Umgang mit der Schere. Zunächst suchen die Teilnehmer Bilder in Zeitschriften, die zum gewählten Thema passen, schneiden sie aus und setzen sie zu einem neuen Bild zusammen. Die Technik ist auch für Menschen mit Demenz geeignet.

Material
Zeitschriften zum Ausschneiden für die themenbezogenen Bilder, Papierscheren, Klebestifte, Tonpapier in DIN-A3.

Durchführung
- Über das Motiv sprechen und z. B. Zeitschriften nach geeigneten Bildern durchsuchen.
- Fundstücke in verschiedenen Formen ausschneiden.
- Zentrales und größeres Motiv für die Mitte aussuchen.
- Ausgeschnittene Motive mit Klebstoff bestreichen und gemeinsam aufkleben.
- Es kann in Kleingruppen (3–4 Personen) oder einer größeren Gruppe gearbeitet werden, dann geht die Collage zum Aufkleben reihum.

Collagen aus Naturmaterialien

Collagen aus Naturmaterialien sind für jahreszeitliche Arbeiten gut geeignet. Eine ganz einfache Technik ist die Collagentechnik mit Tapetenkleister. Auf eine mit Kleister bestrichene Fläche lassen sich Naturmaterialien wie Steine, Federn, Muscheln, Blätter oder getrocknete Blüten kleben.

Material
Tiefer Bilderrahmen, Tapetenkleister, Gefäß für Kleister, Schneebesen, Löffel, Seesand oder gefärbter Dekosand, Naturmaterialien und andere Dekomaterialien.

Durchführung
- Tapetenkleister in der gewünschten Menge herstellen.
- Meeressand oder farbigen Dekosand in den Kleister einrühren.
- Mit einem Löffel die Masse ca. ¾ cm dick in einem Holzrahmen (ohne Glas) einfüllen und glatt streichen.
- Natur- und Dekomaterialien nach Wunsch in die Masse drücken.
- 3–4 Tage trocknen lassen, dann aufhängen oder aufstellen.

Serviettentechnik

Die **Serviettentechnik** ist in den vergangenen Jahren in Mode gekommen. Mit ihr lassen sich ohne großen Aufwand viele Gegenstände aus Styropor,

Kunststoff, Papier, Keramik, Terrakotta verschönern. Die Technik ist nicht für Personen mit feinmotorischen Einschränkungen geeignet.

Material
Servietten mit Mustern und Bildern, zu dekorierende Gegenstände wie Blumentopf, Postkarten oder Schachteln, spitze, kleine Papierschere, Stecknadeln, Pinsel, Serviettentechniklack (matt oder glänzend), Dekoglitter, evtl. Acrylfarben.

Durchführung
- Dekogegenstand von Staub und Schmutz befreien, mit gewünschter Acrylfarbe bestreichen, wenn der Untergrund passend zum Serviettenmotiv gestaltet werden soll.
- Farbe trocknen lassen.
- Serviettenmotiv ausschneiden.
- Oberste Schicht der dreilagigen Serviette lösen, dabei evtl. eine Nadel zu Hilfe nehmen.
- Gegenstand mit Serviettenlack bestreichen und Serviettenmotiv aufbringen.
- Motiv mit einem weichen Pinsel von innen nach außen ausstreichen, damit keine Luftblasen entstehen.
- Wenn das Motiv angetrocknet ist, mit Serviettenlack überziehen.
- Auf die noch feuchte Lackierung kann zur weiteren Dekoration Glitter gestreut werden.

Modellieren

Modellieren ist eine einfache, preiswerte und therapeutisch gezielt einsetzbare Gestaltungstechnik, die auch für Menschen mit grob- und feinmotorischen Einschränkungen geeignet ist. Neben Ton lässt sich z. B. lufttrocknende Modelliermasse (Fimo®) verarbeiten.

Ausstechen von Formen
Mit der Ausstechtechnik lassen sich leicht dekorative Formen für Blumenstecker, Anhänger oder Mobiles herstellen.

Material
Lufttrocknender Terrakotta-Ton in weiß und braun, Schaschlikspieße, dünne Stricknadel, Plätzchenausstechformen (Sterne, Mond, Sonne, Blumen, gewellter Kreis), Nudelholz oder Schneidedraht (im Bastelfachhandel oder Baumarkt erhältlich), nicht klebende Arbeitsunterlagen, Kleiderschutz.

Durchführung
- Modelliermasse 5–6 mm dick mit Nudelholz ausrollen.
- Je nach Format der verpackten Modelliermasse können mit einem Schneidedraht auch 5–6 mm dicke Platten abgeschnitten werden.
- Oberfläche mit feuchten Händen glätten.

- Formen ausstechen.
- Mit dünner Stricknadel Löcher oder Muster zur Verzierung einarbeiten.
- Schaschlikspieß als Stecker einstechen.
- 2–3 Tage liegend trocknen lassen.

Merke

Die Kombination verschiedenfarbiger Modelliermasse ergibt hübsche Effekte.

Schmuckperlen

Schmuckperlen lassen sich aus Ton oder lufttrocknender Modelliermasse leicht herstellen. Aus den Perlen können Ketten und Armbänder hergestellt werden. Die Technik erfordert eine gute Feinmotorik.

Material
Lufttrocknende Modelliermasse, Zahnstocher, Messer, Schaschlikspieße, Blumentopf mit Steckschwamm, Plaka- oder andere Farben, kleine Pinsel, Bänder für Ketten oder Armbänder, Kettenverschlüsse.

Durchführung
- Kleine Stücke von der Modelliermasse abschneiden und Kügelchen daraus formen.
- Kügelchen vorsichtig auf einen Schaschlikspieß aufspießen.
- Mit einem Zahnstocher oder Schaschlikspieß kleine Muster in die Modelliermasse drücken.
- Die verzierten Perlen auf dem Spieß einige Tage trocknen lassen (Spieß dazu in einen Blumentopf mit Schwamm stecken).
- Nach dem Trocknen Perlen mit gewünschter Farbe bemalen.
- Trocknen lassen und zur Kette auffädeln.

Broschen aus Fimo®

Fimo® ist eine im Backofen härtende Modelliermasse, die es in verschiedenen Farben gibt.

Material
Fimo® in verschiedenen Farben, Messer, Klarlackspray, Dekorationsmaterial wie kleine Perlen, Anstecknadel, Heißklebepistole, Nudelholz, Messer, Backofen.

Durchführung
- Fimo® in zwei Farben zu Würsten drehen und miteinander verschlingen.
- Fimo®-Wurst mit dem Nudelholz ausrollen.
- Ovale Broschenformen aus der Masse ausschneiden.

- Evtl. Rand gestalten.
- Im Backofen bei ca. 130 °C 20–30 Minuten brennen.
- Nach dem Abkühlen mit Lack besprühen und mit Perlen dekorieren (Heißklebepistole).
- Anstecknadel auf die Rückseite kleben.

Relieftechnik

Mit der **Relieftechnik** kann man Ton- oder Modellierplatten mit einem Motiv versehen. Diese Technik ist besonders für Menschen mit einem ausgeprägten optisch-ästhetischen Sinn geeignet.

Material

Ton oder lufttrocknende Modelliermasse, Schneidedraht, Messer, Arbeitsplatte, Modellierstäbchen und -messer, Wassergefäße, Allzweckfarben, Pinsel, Kleiderschutz.

Durchführung

- Ausrollen einer Platte aus Ton oder Modelliermasse.
- Platte in die gewünschte Form schneiden und mit Motiven versehen. Dazu Ton oder Modelliermasse hinzufügen, wegschaben, wegschneiden, einritzen, drücken und schieben.
- Relief einige Tage trocknen lassen. Werkstücke aus Ton brennen und mit Glasur versehen; solche aus Modelliermasse ist nach dem Trocknen bemalbar.

Wulsttechnik

Die **Wulsttechnik** eignet sich zum Aufbau von Gefäßen und setzt Übung voraus. Sie ist zeitaufwendig und nur für größere Gefäße sinnvoll einsetzbar.

Material

Ton oder lufttrocknende Modelliermasse, Arbeitsplatte, Schneidedraht, Messer, Wassergefäß.

Durchführung

- Mit Schneidedraht Platten aus der Modelliermasse schneiden und sie in Streifen teilen.
- Streifen zu Wülsten formen bzw. rollen, aufeinander setzen und sorgfältig verbinden.
- Beim Verbinden die Wülste gut verstreichen. Dabei die Wulstenden abschrägen, die Schrägflächen aneinander legen, damit der Gegenstand stabiler wird.

Merke

Weitere leicht anzuwendende Modelliermaterialien sind Pappmaché, Gips und Therapieknete.

Flechten mit Peddigrohr

Flechten mit Peddigrohr ist eine sehr beliebte handwerkliche Technik, die auch Männern gefällt. Auch Menschen mit leichter Demenz können mitmachen, weil ihnen die Drüber-und-Drunter-Bewegungen häufig vom Stopfen in Erinnerung sind.

Material

Peddigrohr in der Stärke 1 (1–1,6 mm), Stärke 2 (1,6–2,5 mm), Stärke 3 (2,5–3 mm), kräftige Schere, Seitenschneider, Maßband, Bleistift, spitzes Messer, Schraubendreher, mit Wasser gefüllte große Schüssel oder Wanne zum Einweichen der Fäden, ein Anleitungsheft für Anfänger zum Nachschlagen. Für Korbböden mit Holzboden: Sperrholzböden mit vorgestanzten Löchern, für Sperrholzböden ohne Löcher: Laubsäge zum Aussägen und eine Bohrmaschine mit Holzbohrern.

Grundtechnik

Rundformen mit geflochtenem Boden

Arbeiten an runden Formen mit ausgeflochtenem Boden beginnen stets gleich. Man legt aus dickerem Peddigrohr ein Grundgerüst an und benötigt dafür acht Stäbe (Staken). Man kann sie trocken verarbeiten, sofern sie nicht stark gebogen werden müssen.

Länge der Staken
- Durchmesser des Bodens × 2 + Höhe der Seitenwände × 4 = Länge der Staken
- Beispiel: Korb von 15 cm Durchmesser und 10 cm Höhe:
  $(15\,cm \times 2) + (10\,cm \times 4) = 30\,cm + 40\,cm = 70\,cm$

1. Arbeitsschritt

Für das Bodengerüst acht gleich lange Staken zu einem gleicharmigen Kreuz legen. Vier Staken in der Mitte schlitzen und die anderen vier Stäbe hindurchstecken. Geübte Flechter verzichten auf das Schlitzen und legen die Staken übereinander.

2. Arbeitsschritt

Dünneres Peddigrohr (das zuvor ca. 30 Minuten in Wasser eingeweicht wurde) viermal zwischen den vierfachen Stakenbündeln auf und ab flechten, sodass abwechselnd vier Staken über- und vier Staken unterflochten sind. Staken viermal umflechten. Der Gruppenleiter kann diesen Schritt für ungeübte Teilnehmer ausführen.

3. Arbeitsschritt

Stakenbündel in Stränge zu jeweils zwei Staken teilen. Dünneres Peddigrohr so legen, dass acht Stakenbündel entstehen und vier Runden flechten. Danach in normalen Runden weiterflechten (eine Stake drunter, eine Stake drüber).

ACHTUNG
Beim Ausflechten und weiteren Flechten Faden nicht zu stark ziehen, damit sich das Geflecht nicht vorzeitig wölbt. Es darf aber auch nicht zu locker sein.

4. Arbeitsschritt
Der Übergang vom Boden zur Seitenwand ist erneut ein schwieriger Arbeitsschritt:
- Einweichen des fertigen Bodens in warmem Wasser, damit die Staken nicht brechen.
- Weiche Staken am Bodenrand langsam, Stück für Stück in die Höhe biegen. Abgebrochene Staken dicht am Bodenrand abschneiden und durch neue ersetzen.
- Das Formen des Korbes erfordert einige Übung. Der Zug auf den Flechtfaden bestimmt darüber, ob die Wand nach außen oder innen geneigt ist.

5. Arbeitsschritt
Die Kimme ist die Vorbereitung für den Flechtabschluss. Dazu benötigt man drei Flechtfäden und legt sie jeweils hinter drei aufeinander folgende Staken an. Der Fadenbeginn steht etwas über. Man flicht die drei Fäden – jeweils um eine Stake versetzt – im gleichen Rhythmus, sie sind immer gleichzeitig, d.h. alle drei Fäden innen, dann alle drei Fäden außen, um die Staken zu legen.

Papierarbeiten
Papier lässt sich falten (▶ Abb. 3.17), schneiden und reißen. So entstehen dekorative Dinge ohne großen Aufwand und zudem preisgünstig.

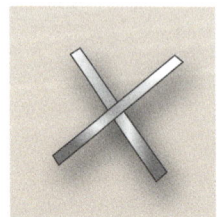

a

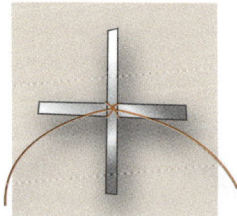

b

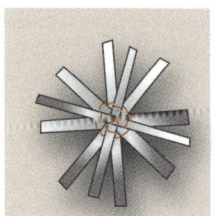

c

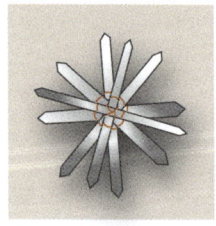

d

Abb. 3.17 Faltanleitung für Papiersterne. [L138]

Marmorpapier

Marmoriertes Papier kann als Postkarte, Bucheinband, Lesezeichen oder Bild verwendet werden. Die Marmoriertechnik eignet sich auch gut für eine Gruppenarbeit, weil man die Arbeitsschritte auf mehrere Teilnehmer verteilen kann.

Material
Tapetenkleister, Gefäß und Schneebesen, Marmorierzange, Tempera-, Allzweck-, Dispersions- oder Marmorierfarbe, Ochsengalle (Bastelfachhandel), Saugpostpapier, Pinsel, Pipetten, Hölzchen, Plastikschüssel, Zeitungspapier.

Durchführung
- Tapetenkleister anrühren und in eine Plastikschüssel geben (¼ voll).
- Ochsengalle hinzugeben.
- Farbe mit Pinsel oder Pipette auf den Kleister tropfen, z. B. 3–4 verschiedene Farbtöne.
- Das Hölzchen durch den Kleister ziehen, sodass Schlieren und Vermischungen entstehen.
- Papier leicht auf den Kleister drücken, sodass sich keine Luftblasen bilden.
- Anschließend abziehen.
- Papier unter fließendem Wasser abwaschen, bis kein Kleister mehr am Papier haftet.
- Trocknen lassen (Zeitungspapier unterlegen).

> Das Verfahren kann ca. 3–4-mal mit dem Kleister durchgeführt werden, dann ist so viel Farbe im Kleister, dass keine Muster mehr erzielt werden können.

Papierknülltechnik

Bei der einfachen **Papierknülltechnik** dreht man kleine Kügelchen aus Seidenpapier und fügt sie zu Bildern oder Motiven zusammen. Die Technik eignet sich für Gruppen- und Einzelarbeit sowie Menschen mit Demenz.

Material
Farbiger DIN-A3-Fotokarton, Seidenpapier in verschiedenen Farbtönen, Klebstoff, Bleistift, Radiergummi.

Durchführung
- Motiv mit Bleistift auf Fotokarton zeichnen.
- Verschiedenfarbiges Seidenpapier (als Ersatz auch Krepppapier) in kleine Stücke reißen.
- Stücke zu kleinen Kügelchen knüllen und auf das skizzierte Motiv kleben.

Motive aus Tonpapier
Das Ausschneiden und Basteln von **Motiven aus Tonpapier** ist eine leichte Gruppenarbeit, bei der die Teilnehmer sich die Arbeitsschritte teilen können. Ketten aus großen Blumenmotiven ergeben z. B. einen dekorativen sommerlichen Raumschmuck.

Material
Dickes Tonpapier in verschiedenen bunten Farben, leichte Papierscheren, Bleistift, Radiergummi, Faden und Nadel.

Durchführung
- Blütenmotiv auf verschiedenfarbiges Tonpapier (nach Schablone) zeichnen, Durchmesser ca. 20 cm.
- Kreise auf verschiedenfarbiges Tonpapier zeichnen, Durchmesser ca. 7 cm.
- Blüten und Kreise ausschneiden und einen Kreis in die Mitte jeder Blüte kleben.
- 7–8 Blüten mit Fäden verbinden und als Blütenkette aufhängen.

Papierflechtarbeiten
Papierflechtarbeiten lassen sich aus selbst gemachtem Schmuckpapier, z. B. Marmorpapier, selbst eingefärbtem Papier oder fertigen Flechtbildern und Papierflechtstreifen herstellen. Die Technik ist besonders geeignet für Menschen mit feinmotorischen Störungen.

Material
Flechtvorlagen mit Motiven aus buntem Tonzeichenpapier, Flechtblätter aus Glanzpapier, Papierflechtstreifen aus buntem Tonpapier, Flechtnadeln (ca. 19 cm lang), Klebestift.

Durchführung
- Flechtblattvorlage aussuchen.
- Flechtstreifen in Flechtnadel einfädeln (lassen).
- Flechtnadel von rechts nach links in kleinen Abschnitten durchziehen (bei Rechtshändern).
- Die Flechtstreifen am Rand begradigen und festkleben.

LESE- UND SURFTIPP
Origami Deutschland – Verein zur Förderung des Papierfaltens e.V.: www.papierfalten.de (Anleitungen zum Papierfalten)

Stoff- und Handarbeiten
Stoff- und Handarbeiten sind traditionelle Tätigkeiten, die alle bewegungsfähigen Menschen ausführen können und für die zahlreiche Techniken entwickelt wurden, sodass sie viele Interessen erfüllen. Früher wur-

den diese Arbeiten der Frauenrolle zugeschrieben, aber inzwischen beschäftigen sich auch Männer gern damit.
Inzwischen erfahren einige der Techniken einen regelrechten Hype (siehe Lese- und Surftipp).

LESE- UND SURFTIPP
Zwei Studenten aus Franken haben mit gehäkelten Mützen einen Trend gesetzt und daraus ein florierendes Unternehmen gemacht: www.myboshi.net

Knüpfen
Für das **Knüpfen** ist etwas Geschick erforderlich. Es kommt allerdings nicht auf zügiges Arbeiten an, sodass auch Menschen mit verlangsamten Bewegungen die Technik ausüben können. Am besten eignen sich handelsübliche Knüpfsets.

Material
Knüpfset mit Knüpfvorlage, Motiv, Knüpfgarn, Knüpfnadel, Schere, Nadel und Faden zum Umnähen.

Durchführung
- Farbkästchen auf dem Rand des Stramins mit den Garnfarben vergleichen.
- Zur Vermeidung von Farbverwechselungen durch jedes Farbkästchen einen entsprechenden Faden knüpfen.
- Stramin gerade auf den Tisch vor sich legen (auf gute Beleuchtung achten) und mit der linken unteren Ecke beginnen.
- Immer eine Reihe nach der anderen knüpfen (von links nach rechts und von unten nach oben).
- Nach Beendigung der Knüpfarbeit, die überstehenden Ränder des Stramins nach hinten falten und umnähen.

Weben
Auch Menschen mit leichten motorischen Einschränkungen können **weben**. Für Anfänger genügen kleine Webrahmen, z. B. Schulwebrahmen. Man kann jedes Garn verwenden, egal welches Material oder welche Stärke. Zwischen zwei Kanten (*Kett-* und *Warenbaum*) werden die Längsfäden (*Kette*) gespannt. Die quer zur Kette eingewebten Fäden nennt man *Schuss*.

Material
Webrahmen mit Schiffchen und Schaft (Kamm), Kettgarn, Garn, Stoff oder Wolle zum Weben, Schere.

Durchführung
- Webrahmen nach Anleitung mit Kettgarn bespannen.
- Schiffchen mit Garn umwickeln.

- Für das Weben kann der Webrahmen auf den Tisch oder zwischen Schoß und Tischkante eingeklemmt werden.
- Bei einem herkömmlichen Webrahmen mit Webkamm entsteht ein Zwischenraum zwischen den oberen und den unteren Kettfäden, das Fach. Der Schussfaden wird nun locker in das entstandene Fach gelegt.
- Falls der Schussfaden nicht ausreicht, kann ein neuer angesetzt werden. Die Schussfäden nicht verknoten.
- Mit den Bewegungen des Schaftes wechseln die Fächer, sodass das typische Webmuster entsteht.
- Wenn die Kette zu Ende ist, schneidet man die Kettfäden dicht an den Zähnen des Kettbaumes (Rand) ab und verknotet sie.

Specksteinarbeiten

Speckstein ist weich und lässt sich sehr leicht bearbeiten, z. B. sägen, raspeln, bohren, schleifen, ritzen und schaben. Er ist in verschiedenen Formen im Bastelfachgeschäft erhältlich. Es handelt sich um eine Geduldsarbeit. Besonders Männer arbeiten gern mit Speckstein.

Material
Speckstein, Arbeitsunterlage, Schnitzmesser, Raspeln, Feilen, Schleifpapier, Leinöl, Kleiderschutz.

Durchführung
- Stein betrachten, fühlen, wahrnehmen und überlegen, welche Figur in dem Stein stecken könnte.
- Grobe Form mit einer Raspel herausarbeiten.
- Vorsichtig feilen; kleine Stückchen können leicht abbrechen.
- Scharfe Konturen mit einem Schnitzmesser ausschneiden.
- Wenn die Form festliegt, mit der Schleifarbeit beginnen.
- Zuerst die Struktur mit grobem Metallschleifpapier (60er Korn) abschmirgeln, im Anschluss mit feinem Schleifpapier arbeiten (200er Korn).
- Für die ganz feine Politur am Schluss das Schleifpapier anfeuchten.
- Fertiges Werkstück mit Leinöl einreiben.

Kartoffeldruck

Mit kann man **Kartoffeldruck** vielfältige Muster und Ornamente gestalten (▶ Abb. 3.18).

Material
Große Kartoffeln, Haushaltsmesser, Holzarbeitsbrett, Allzweck-, Wasser-, Plaka- oder Stoffmalfarben, größerer Pinsel, Küchenpapier, Zeichenpapier, feuchter Lappen, Kleiderschutz.

Durchführung
- Kartoffeln schälen, in Hälften schneiden.
- Geometrische Figuren in die Kartoffel schneiden (Druckstock); Stempelmotiv bleibt stehen, alles andere entfernen.
- Kartoffelstempel zum Trocknen auf Küchenpapier legen.
- Stempel mit mit Farbe einstreichen und auf Papier oder Stoff drücken.
- Stempel vor Verwendung einer anderen Farbe unter fließendem Wasser reinigen.

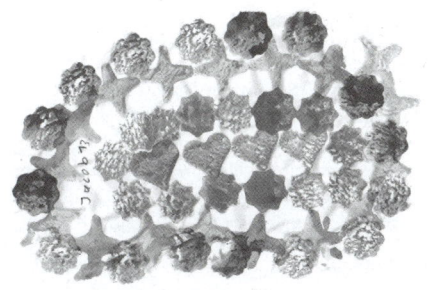

Abb. 3.18 Muster in Kartoffeldruck-Technik. [M294]

Pinseldruck
Der **Pinseldruck** ist für viele Menschen leichter zu bewältigen als Malen. Mit dieser Technik entstehen z.B. Blumen und Ornamente (▶ Abb. 3.19).

Material
Kleiderschutz, Wasser-, Acryl- oder Plakafarben, dickeren Haarpinsel, Zeichenblock, Lappen, Wasser.

Durchführung
- Evtl. Motiv vorzeichnen.
- Pinsel mit gewünschter Farbe tränken und mit seiner Breitseite auf das Papier drücken.
- Wenn der Pinsel keine Farbe mehr hat, neue Farbe aufnehmen.

Jahreszeitliche Arbeiten
Es kann sinnvoll sein, Gestaltungsangebote mit Inhalten zu verknüp-

Abb. 3.19 Blume in Pinseldruck-Technik. [M294]

fen, weil sie pflegebedürftigen Menschen helfen, einen Sinn in der Beschäftigung zu erkennen. Besonders empfehlenswert ist die Herstellung von Accessoires für Feste (▶ Kap. 3.4).

Ostern

Das Bemalen von **Ostereiern** weckt positive Erinnerungen und macht Spaß. Es eignen sich ausgeblasene Hühnereier, Kunststoff-, Styropor- oder große Gänseeier. Für Menschen mit motorischen Einschränkungen sind Styropor-Eier sinnvoll, um Frustrationen zu vermeiden.

- **Eiermalgerät:** Darin spannt man die Eier ein, um sie während des Malens nicht in der Hand halten zu müssen.
- **Alternative:** Eier auf Holzstäbchen stecken und in einem Blumentopf mit Steckschwamm verankern.

Man kann gekochte Eier mit Eierfarben oder nach traditionellen Rezepten färben. Sude verschiedener Materialien eignen sich, z. B.:

- Zwiebelschalen ergeben eine goldgelbe bis goldbraune Färbung.
- Eichenrinde ergibt eine braune Färbung.
- Rote Rüben ergeben eine hellrote bis rote Färbung.
- Frischer Spinat ergibt eine hellgrüne Färbung.

Eier bemalen
Material
Kunststoff-Eier oder ausgeblasene Eier, Eiermalgerät oder Alternative, Eiermalfarben, Allzweckfarben, Acrylfarben, Wasserglas, Kleiderschutz, Pinsel.
Durchführung
- Eier in Gerät einspannen oder auf Holzspieß stecken.
- Freies Malen oder Punkte tupfen.
- Trocknen lassen und dekorativ gestalten: Ostereierkörbchen, Ostereier im Blumentopf, Ostereierkette für das Fenster, Korkenzieherhaselnusszweige mit Ostereiern schmücken.

Wachstechnik
Material
Gekochte Eier, Kerzen oder heißes Bienenwachs, Wachstropfgefäß oder Pipette, Eierkaltfarben.
Durchführung
- Mit Kerze, Tropfgefäß oder Pipette das Wachs in Mustern oder Ornamenten auf das Ei auftragen.
- Trocknen lassen und Ei mit Kaltfarbe färben.
- Nach dem Trocknen das Wachs abkratzen.
- Zwei Farben: Ei mit heller Grundfarbe färben, Wachs auftragen, dann nochmals färben und Wachs abkratzen.

Sommer

Der Sommer bietet vielseitige Anregungen zum kreativen Gestalten. Arbeiten mit Blumen und Pflanzen sind gut geeignet.

Gesteck auf Sisal

Auf Sisalscheiben oder großen Sisalblüten können sommerliche Gestecke kreiert werden. Die einfache Technik ist auch für Menschen mit Einschränkungen zu bewältigen.

Material

Sisalscheibe oder -blüte, getrocknete Naturmaterialien, Dekorationsfedern, buntes Jutegras, evtl. dünner Blumendraht zum Durchziehen von Pflanzen, Heißklebepistole.

Durchführung
- Materialien auf dem Arbeitstisch ausbreiten.
- Teilnehmer arbeiten einzeln oder paarweise an einem Gesteck.
- Materialien aussuchen und vorher auf einer Unterlage zusammenstellen.
- Materialien nach eigenem Geschmack auf die Sisalunterlage kleben; dabei können Pflanzenstiele durch das Sisalgewebe gesteckt und von hinten festgeklebt werden.
- Sisalgesteck in passender Vase dekorieren.

Herbst

Der Herbst bietet mit dem Thema „Ernte" ebenfalls viele Anregungen für gestalterisches Arbeiten.

Gel-Kerzen

Mit transparentem Kerzen-Gel können in Gläsern herbstliche Kerzen hergestellt werden.

Material

Transparentes Kerzen-Gel (farblos oder farbig), hitzebeständige kleine Gläser, Herbstmaterialien wie Blätter, Hagebutten oder Nüsse, Blechgefäße zum Erhitzen, Docht mit Dochthalter, Schaschlikspieße oder Stricknadel.

Durchführung
- Kerzen-Gel in Blechdosen erhitzen (Backofen oder Wasserbad).
- Hitzebeständiges Glas, z. B. Einmachglas, an der Innenwand mit Blättern dekorieren (ganz leicht mit Klebestift festkleben).
- Dekomaterial wie Nüsse oder kleine Hölzer für den Kerzenboden auf dem Glasboden anordnen.
- Docht am Boden des Glases mit einer Dochthalterung anbringen und mit einem Stäbchen fixieren.
- Flüssiges Gel in das Glas gießen.

Herbstkränze

Geeignet sind Materialien wie Buchsbaumblätter, Wacholderblätter, Nadelzweige, Efeu, Hagebutten, Nüsse, Wacholderbeeren. Die Arbeit erfordert etwas Geschick.

Material

Styropor- oder Strohkranz, grünblättrige Dekoration, Blumendraht, Heißklebepistole, Beerenzweige, Schleife.

Durchführung
- Blattwerk, z. B. Wacholderzweige, um den Kranz legen und mit Blumendraht umwickeln. Das Umwickeln erfordert Geschick, evtl. ist die Unterstützung des Anleiters nötig.
- In die Blätter kleine Sträußchen mit Hagebutten, getrockneten Wacholderbeeren oder anderen Früchten stecken und evtl. mit Heißklebepistole festkleben.
- Kranz mit Schleife dekorieren und daran aufhängen.

Advent und Weihnachten

Die Adventszeit bietet die Möglichkeit, sich aktiv auf das Fest vorzubereiten und so die emotional aufgeladene Zeit positiv zu gestalten.

Sterne aus Wellpappe
Material
Wellpappe in Rot, Grün und Gold, Scheren, Klebestift, Bleistift, Schablone, Nadel und Faden.
Durchführung
- Fünfzackige Sterne verschiedener Größe mit Bleistift und mit Hilfe einer Schablone auf die Rückseite der roten, grünen und goldenen Wellpappe zeichnen und ausschneiden.
- Jeweils zwei Sterne übereinander kleben, den kleineren goldenen Stern dabei in die Mitte des größeren roten oder grünen Sterns setzen.
- Faden durch den Stern ziehen.

Sterne aus Salzteig
Salzteig lässt sich wie Modelliermasse verarbeiten.
Material
Mehl, Salz, Wasser, Stricknadel oder dicke Stopfnadel, Ausstechformen, Kuchenblech, Tortenheber, Gewürzkörner, Wacholderbeeren, Samen, Gold- und Silberfarbe, Pinsel, evtl. goldene Perlen oder sonstiges kleines Dekomaterial, Klebstoff, Arbeitsplatte, Teigroller.
Durchführung
- Salzteig aus 2 Tassen Mehl, 2 Tassen Salz, 1 Tasse Wasser herstellen, zu einer geschmeidigen Masse verkneten und auf der Arbeitsplatte ausrollen.
- Sterne (oder andere Motive) mit Ausstechförmchen ausstechen.
- Mit Stricknadel oder Stopfnadel Loch zum Aufhängen einstechen.
- Salzsterne mit Nelken oder Beeren verzieren (leicht in den Teig drücken).
- Mit dem Tortenheber auf ein Kuchenblech setzen und bei mittlerer Hitze 30–40 Minuten backen.
- Nach dem Erkalten können vorher noch nicht verzierte Sterne mit Gold- oder Silberfarbe bestrichen werden.
- Nach dem Trocknen können die Sterne z. B. mit Perlen und winzigen Sternen beklebt werden.

Fasching

Karnevalshütchen

Für das Karnevalsfest (▶ Kap. 3.4) kann man selbst Hütchen herstellen.

Material

Festes Tonpapier in bunten Farben, Konfetti, Buntpapier, Scheren, Klebstifte, Bleistifte, Tacker, Gummi, Stopfnadel, Schleifenband.

Durchführung

- Kreise auf Tonpapier zeichnen und ausschneiden.
- Ein Viertel aus dem Kreis herausschneiden.
- Den Dreiviertelkreis als Hütchen zusammen tackern.
- Aus Streifen Buntpapier kleine Schnipsel schneiden.
- Schnipsel und Konfetti auf das Hütchen kleben.
- Auf Hutspitze eine Schleife oder auch Feder festkleben.
- Dünnes Gummiband als Halterung einziehen.

3.11 Lesen und Schreiben

--- **Definition** ---

Bibliotherapie: Gezielter Einsatz der Sprache als Therapeutikum.

Der Umgang mit Sprache und Schrift ist eine Kulturtechnik, die Menschen hilft, sich auszudrücken und in Kontakt miteinander zu treten. Kinder lernen auf spielerische Weise den Umgang mit diesen Kommunikationsformen. Sie können in pflegerischen Beschäftigungsangeboten vielfältig eingesetzt werden.

3.11.1 Lesen

Lesen ist für viele Menschen eine anregende Beschäftigung. Die Fortführung von Lesegewohnheiten und die therapeutische Unterstützung ist eine wichtige Aufgabe von Pflege- und Betreuungskräften. Zeitungen und Zeitschriften bieten Informationen, Gesprächs- und Diskussionsstoff und Orientierung. Darüber hinaus binden z.B. der Regionalteil einer Zeitung oder ein Gemeindebrief den pflegebedürftigen Menschen in sein soziales Gefüge ein.

Sehbehinderte Menschen verwenden Hilfsmittel, um Texte aufnehmen zu können. Die Brille ist am häufigsten, aber wenn sie keine aus-

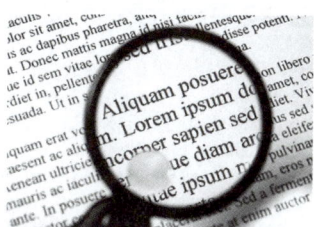

Abb. 3.20 Leselupen vergrößern das Schriftbild um ein Vielfaches. [J787]

reichende Vergrößerung des Schriftbildes erreicht, können auch Leselupen zum Einsatz kommen (▶ Abb. 3.20)

Grundsätzliche Überlegungen
Gelesene oder vorgelesene Texte können trösten und Leid, Schmerzen sowie seelische Not lindern:
- Wiederentdeckung eigener Erfahrung im gelesenen Text
- Selbstreflexion
- Auseinandersetzung und Akzeptanz der eigenen Biografie
- Fantasie- und Gesprächsanregung
- Soziale An- und Einbindung

Tipps für die Durchführung

Leseförderung
- **Tageszeitung** (evtl. Abonnement mit einer weiteren Person teilen).
- **Zeitungs- und Leseecke:** In gemütlichen Sitzecken in stationären Einrichtungen liegen die aktuelle Tageszeitung und Zeitschriften zum Lesen aus.
- **Bücherecke** oder **Bücherei** einrichten. Eine Büchersammlung anschaffen, die dem Interesse der möglichen Leser entspricht.
- **Mobile Bibliotheken** der Gemeinde oder Kirchengemeinde nutzen.
- **Hörbücher** für sehbehinderte Menschen aus Büchereien vermitteln.
- **Vorlesen** der Post oder der Zeitung z. B. durch gesetzliche Betreuer oder ehrenamtliche Helfer organisieren.
- **Regelmäßige Lesestunden** mit ehrenamtlichen Vorlesern in Zusammenarbeit mit Büchereien (Vorlesepaten).
- **Verwendung von kleinen Texten** in Gruppenveranstaltungen.

> **LESE- UND SURFTIPP**
> Stiftung Lesen: www.stiftung-lesen.de
> Akademie für Leseförderung Niedersachsen: www.alf-hannover.de

3.11.2 Hauszeitung

Grundsätzliche Überlegungen
Für stationäre Pflegeeinrichtungen ist eine **Hauszeitung** ein geeignetes Forum für interne Nachrichten. Sie bietet Kontakt, Austausch, Gespräch, Unterhaltung und dient auch der Außendarstellung. Wenn es die personellen Ressourcen erlauben, kann man eine Hauszeitung monatlich oder zweimonatlich herausgeben. Herausgeber ist die Einrichtung, verantwortlich ist die Hausleitung. Die Redaktion sollte aus Vertretern verschiedener Berufsgruppen sowie pflegebedürftigen Menschen bestehen.

Eine Hauszeitung sollte
- eine feste Struktur haben,
- in gut lesbarer Schrift gestaltet,
- mit anschaulichen Bildern versehen sein.

Tipps für die Durchführung

Die fast durchgängige Ausstattung mit Personalcomputern und die Verfügbarkeit von Layoutprogrammen als Freeware (siehe Lese- und Surftipp) macht die Produktion einer Zeitung relativ unaufwändig. Sie ist auch für Menschen ohne spezielle Qualifikation gut zu bewältigen.

Inhalte einer Hauszeitung können sein:
- Titelseite mit Zeitungs- und Einrichtungsnamen sowie Ausgabedatum (sollte wegen des Wiedererkennungswertes typische Merkmale, z. B. ein Logo, aufweisen, die in jeder Ausgabe wiederkehren).
- Inhaltsangabe.
- Impressum.
- Vorwort der Redaktion/Einrichtungsleitung (Editorial).
- Zum Monat passender kleiner Text oder ein zur Jahreszeit passendes Gedicht.
- Vorstellung neuer Bewohner mit Namen, Einzugsdatum, Wohnbereich, Zimmernummer und Foto (setzt Einverständnis voraus).
- Veranstaltungskalender.
- Belletristische Geschichten, z. B. eine ernsthafte Geschichte zum Nachdenken und eine lustige zum Erheitern.
- Glückwunschseite und Mitteilung von Geburtstagen und Jubiläen.
- Eine Lachseite mit Witzen.
- Kreuzworträtsel (kann aus einem Seniorenrätselheft entnommen werden), Rätselfragen und Knobelfragen, Gehirntrainingsaufgaben.
- Bildbetrachtungen.
- Neuigkeiten (auf Datenschutz achten), z. B. Verwendung von Spendengeldern für eine neue Sitzecke im Garten, Ideensammlung für Sommerfest, Bericht von der Theaterfahrt.
- Name, evtl. Bild und dienstliche Telefonnummern verantwortlicher Mitarbeiter.

> **ACHTUNG**
> Für alle Veröffentlichungen, die Persönlichkeits- oder Urheberrechte berühren können, z. B. Fotos von Personen oder copyrightgeschützte Texte, sind unbedingt schriftliche Abdruckgenehmigungen einzuholen.

3.11.3 Lesestunde

Eine **Lesestunde** soll die Teilnehmer anregen, Interesse wecken und zu einer thematischen Auseinandersetzung mit den Texten motivieren.

Sowohl das Lesen als auch das Zuhören sind aktive Handlungen und erfordern Konzentration, ein gutes Gehör, Interesse und das Verarbeiten der Informationen.

Ein Gruppenleiter muss die Fähigkeiten, Ressourcen und Interessen von Teilnehmern genau kennen, um eine Lesestunde richtig vorbereiten zu können. Entweder sucht der Leiter einen Text aus, oder aber die Gruppe schlägt ein Thema vor, das alle interessiert.

Tipps für die Durchführung
- Lesestunde methodisch vielseitig gestalten: nicht nur vorlesen oder lesen, sondern kleine Übungen, Gesprächsanteile, Diskussionen, Spiele und Singen einplanen.
- Thema, Länge und Inhalt des Textes sowie Verständlichkeit auf die Zielgruppe ausrichten und an der Biografie und Lebenswelt der Zuhörer orientieren.
- Gelesene Texte sind leichter verständlich, wenn sie keine komplizierten Satzgefüge enthalten.
- Kurze Texte zum Mitlesen für alle Teilnehmer in Großschrift kopieren.
- Wenn möglich Teilnehmer zum Mitsprechen und Lesen motivieren. Geeignet dafür sind bekannte Gedichte oder Sprichwörter.
- Gespräche über die vorgelesenen Texte anregen.
- Ablauf einer Lesestunde in drei Phasen gliedern: Einführung – Hauptteil – Ausklang.
- Benutzer von Hörgeräten daran erinnern, dass sie ihr Hörgerät mitbringen und anschalten.

3.11.4 Literaturkreis

Literaturkreise haben sich an Hochschulen und Volkshochschulen etabliert, sind aber auch in Pflegeeinrichtungen zu finden. Die Finanzierung ist unterschiedlich geregelt und vom Träger und Modell abhängig. Autoren, Künstler, Stadtkünstler, Personen des öffentlichen Lebens, interessierte Laien sowie Kultur- und Sozialpädagogen können Literaturkreise leiten und mitgestalten. Literaturkreise sind Begegnungsforen, z. B. in
- Stadtteilzentren,
- stationären Pflegeeinrichtungen,
- Gemeinden,
- Kirchengemeinden.

Tipps für die Durchführung
Um möglichst viele Interessenten zu erreichen und ihnen den Zugang zu erleichtern, ist es sinnvoll, den Literaturkreis als niedrigschwelliges Angebot zu konzipieren. Zu berücksichtigen sind:

- Nachmittagstermine sind vor allem für ältere Menschen geeigneter als der Abend. Regelmäßige Terminierung (z. B. einmal im Monat) ist wesentlich.
- Die Veranstaltungen sollten an einem zentralen, barrierefrei erreichbaren und bekannten Ort, z. B. Kirchengemeinde oder Stadtteilzentrum stattfinden.
- Träger, z. B. Stadtteilzentrum, Altenclub, Altenpflegeeinrichtung, Bibliothek, Gemeinde, gewinnen.
- Zusammenarbeit mit anderen Vortragenden anstreben, z. B. mit Autoren, Kulturpädagogen und -beauftragten, Pfarrern.
- Personelle Begleitung und Unterstützung klären.
- Moderation organisieren.
- Zielgruppe eingrenzen und direkt einladen.
- Themenwünsche der Teilnehmer abfragen und erfüllen.

3.11.5 Schreibwerkstatt

Definition

Kreatives Schreiben: Ungezwungener Umgang mit Sprache und Texten ohne Konkurrenz- und Leistungsdruck. Ist einzeln oder in der Gruppe möglich.

Im Geschriebenen drücken sich Gedanken und Gefühle des Schreibenden aus. Deshalb können Texte und Gedichte einen Zugang zum Innenleben schaffen, Emotionen zum Vorschein bringen und einen therapeutischen Nutzen entfalten. Der Gruppenleiter muss in der Lage sein, die Gefühle der Schreibenden aufzufangen. Meistens übernehmen auch die Teilnehmer als Gruppe diese Funktion.

Vorbereitung

Schreibhilfen können Einschränkungen kompensieren, z. B. Tremor (Händezittern) bei der Parkinsonkrankheit.
- **Schreibgriffe und Stiftverdickungen:** Stifthalter aus weichem Gummi (in verschiedenen Größen erhältlich) entlasten Finger und wirken entkrampfend, hilfreich bei feinmotorischen Störungen.
- **Kugelschreiberdreikant:** Kugelschreiber mit Dreikantverdickung zum besseren Fassen bei feinmotorischen Störungen.
- **Superdicke Buntstifte:** verhindern Verkrampfungen der Hand.
- **Schreibhilfe:** besteht aus Kunststoff und gleitet leicht über Papier, für Menschen mit eingeschränkter Handkoordination oder schwacher Handmuskulatur.
- **Schreibhilfe mit Handgelenkfixierung:** Vorrichtung, die hilft, die Hand beim Schreiben ruhig zu halten.

- **Computer.** Kann das Schreiben von Hand ersetzen und ist auch im Ein- oder Zweifingersystem bedienbar.

Tipps für die Durchführung

Kreatives Schreiben regt die Fantasie an und reduziert durch ungezwungenen Umgang mit Sprache den hohen Anspruch, den manche Teilnehmer an sich und ihre Texte stellen.

Hemmungen können durch „Türöffner" zur Fantasie sinken, z. B. Wörter mit Signalcharakter, persönliche Themen, Sinnesreize, Erinnerungen.

ACHTUNG

Nach dem Lesen der Texte entsteht oft ein Austausch in der Gruppe. Der Anleiter achtet darauf, dass nicht die Qualität der Texte zum Diskussionsgegenstand wird.

Folgende Methoden des kreativen Schreibens haben sich besonders bewährt.
- **Blitzlicht.** In einem vorgegebenen (kurzen) Zeitraum schreiben die Teilnehmer alle spontanen Gedanken auf. Anschließend kann ein Austausch über die Texte stattfinden. Das geschriebene Blitzlicht ist eine gute Aufwärm- und Kennenlernübung.
- **Cluster** (*Gedankenschwarm*). Ein einzelnes Wort (z. B. Sommer, Glück, Himmel) in die Mitte eines Blattes schreiben (▶ Abb. 3.21). Danach schnell und ohne Wertung alle Gedanken, Gefühle, Einfälle und Erinnerungen um das vorgegebene Wort aufschreiben. Ist auch als Gruppenarbeit möglich.

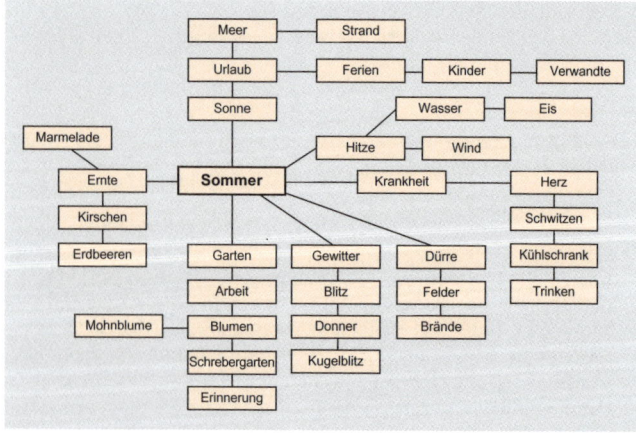

Abb. 3.21 Beispiel eines Clusters zum Sommer. [M283]

- **Schreiben nach Bildvorlagen.** Es kommt nicht darauf an, das Bild nach objektiven Kriterien zu beschreiben. Vielmehr lassen die Teilnehmer eigene Gefühle, Gedanken, Assoziationen und die Beziehungen, die zu dem Bild entstehen, in den Text einfließen.
- **Schreiben nach Gegenständen.** Die Teilnehmer schreiben ihre Assoziationen, Gefühle und Erinnerungen auf, die sie bei der Betrachtung eines Gegenstandes haben.
- **Akrostichon.** Die Gruppe erhält einen Begriff (möglichst mit Signalcharakter) und die Teilnehmer schreiben ihn in Großbuchstaben senkrecht auf die linke Seite eines Blattes. Dann finden die Teilnehmer zu jedem der Buchstaben ein Wort oder einen Satz, der mit diesem Buchstaben beginnt und einen Bezug zu dem Ursprungsbegriff hat. Die Aufgabe lässt sich schwieriger gestalten, indem man versucht, nur Wörter zu finden, die für sich selbst einen Satz bilden, der eine Assoziation zu dem Ursprungsbegriff ausdrückt.

Biografisches Schreiben

Beim **biografischen Schreiben** bildet die eigene Lebensgeschichte den Schreibanlass. Themen sind lebensgeschichtlich orientiert, z. B. Kindheit, Jugend, Schulzeit, Freunde, Eltern, Vater, Mutter, Geschwister, Liebe, Ehe, Alter, Trauer, Tod. Alltägliche Begebenheiten, Wendepunkte, Träume, Orte, Menschen usw. können Platz finden in Geschichten, Gedichten und Texten.

Tipps für die Durchführung
- Themen vorschlagen oder in der Gruppe auswählen.
- Eingangsübung: Cluster bilden, evtl. in der Gruppe vorstellen.
- Gemeinschaftlichen Text oder Einzeltexte schreiben.
- Ergebnisse vorlesen und besprechen (Erfahrungsaustausch).

ACHTUNG
Tauchen während des Schreibens über biografische Themen schmerzliche Gefühle auf, sollte der Gruppenleiter sorgfältig mit ihnen umgehen und eine schützende Atmosphäre schaffen.

3.12 Musik

3.12.1 Grundsätzliche Überlegungen

Musik erreicht fast alle Menschen und wirkt günstig bei körperlichen, geistigen und seelischen Beeinträchtigungen. Sie löst häufig schöne Erinnerungen aus, schafft positive Erfahrungen und stärkt das gemeinschaftliche Erleben. Musik kann selbst auf sehr passive Menschen motivierend wirken.

3.12.2 Tipps für die Durchführung

Je nach Rahmenbedingungen, Kompetenzen, Neigungen und Interessen lässt sich Musik vielfältig einsetzen. Möglichkeiten sind z. B.:
- Singen (siehe unten)
- Musik hören (nicht als Dauerbeschallung sondern mit Maß und Ziel)
- Bewegungsübungen und -lieder
- Tänze
- Instrumente spielen
- Spiele und Übungen mit Musik

Singen

Das **Singen** ist ein Musikerlebnis am eigenen Körper und man kann es bei vielen Gelegenheiten tun, z. B. Begrüßungs- und Abschiedslieder bei Gruppenveranstaltungen, Geburtstagsständchen oder spontan bei verschiedenen Aktivitäten.

Singen verbessert die Atmung und trägt zu einer positiven Stimmung bei. Menschen mit motorischen Sprachstörungen können häufig leichter und störungsfreier singen als sprechen.

Die Auswahl der **Lieder** richtet sich nach Beliebtheit, Bekanntheitsgrad und Geschmack der Teilnehmer. Zu Beginn einer Singstunde ist es empfehlenswert, Lieder vorzuschlagen, bei denen die Teilnehmer ohne Hilfe eines Textes mitsingen können. Anschließend ist es leichter möglich, unbekannte Lieder einzuüben.

Bewegungsübungen und Bewegungslieder

In der Kombination mit Bewegung hat die Musik hauptsächlich unterstützende und begleitende Funktion. **Bewegungsübungen und Bewegungslieder** (▶ Tab. 3.9) sind vor allem bei Senioren beliebt. Zur Abwechslung und Bereicherung lassen sie sich auch bei einem Singnachmittag oder einem anderen Gruppenangebot einsetzen.

Tab. 3.9 Bewegungslied „Ein kleiner Matrose".	
Liedtext	Bewegung
Ein	Daumen zeigt eine Eins
kleiner Matrose	Daumen und Zeigefinger zeigen eine kleine Strecke
umsegelte	Beide Hände machen Wellenbewegungen
die Welt.	Mit beiden Händen eine große Weltkugel formen
Er liebte	Rechte Hand aufs Herz

Tab. 3.9 Bewegungslied „Ein kleiner Matrose". *(Forts.)*

Liedtext	Bewegung
ein Mädchen	Mit beiden Händen einen Mädchenkörper formen
das hatte gar kein	Den Kopf schütteln
Geld.	Daumen und Zeigefinger reiben aneinander
Das Mädchen	Mit beiden Händen eine Mädchenkörper formen
musste sterben	Hand vor dem Hals („Kehle durchschneiden")
und wer war schuld daran?	Schulter zucken
Ein	Daumen zeigt eine Eins
kleiner Matrose	Daumen und Zeigefinger zeigen eine kleine Strecke
in seinem Liebeswahn!	Beide Hände zum Herzraum, Blick senken

Singnachmittag

Die Gestaltung eines **Singnachmittags** richtet sich nach den Interessen, Bedürfnissen, Fähigkeiten und Einschränkungen der Teilnehmer. Sie sollten der Gruppenleitung gut bekannt sein, damit sie hohe Motivation erreichen und Frustration vermeiden kann.

Vorbereitung

- Entscheiden, ob der Singnachmittag einmalig oder regelmäßig stattfinden soll.
- Raum auswählen, der gemütliche Atmosphäre ausstrahlt, eine gute Akustik, genügend Platz (für mehrere Stuhlreihen, Stuhlkreis oder -halbkreis und für Bewegungsspiele) und eine Toilette in der Nähe bietet.
- Teilnehmerzahl (15–30) festlegen.
- Aktivität als offene Gruppe konzipieren, weil sich neue Teilnehmer relativ problemlos in eine Singgruppe integrieren lassen.
- Dauer und Zeitpunkt festlegen, z. B. 1 oder 1¼ Std. am Nachmittag. Bei regelmäßig stattfindenden Singnachmittagen Veranstaltungsrhythmus festlegen, z. B. immer Montagnachmittag.
- Mit einem Aushang oder persönlicher Einladung für den Singnachmittag werben.

- Hilfe organisieren und Absprachen treffen: Wer unterstützt beim Transport von Teilnehmern? Wer ist telefonisch erreichbar, wenn Hilfe nötig ist?
- Ausreichende Zahl von Liederbüchern besorgen oder Textblätter kopieren.
- Medien wie Tonträger (am besten mit beweglichen Lautsprechern) oder Musikgeräte und -instrumente besorgen, evtl. auch Tücher oder Gymnastikhandgeräte (z. B. Luftballons).
- Getränke und Gläser für die Pause bereithalten.
- Wenn möglich, für eine musikalische Begleitung sorgen; Singen mit Begleitmusik macht mehr Spaß.
- Ein Lieder-Repertoire zusammenstellen und auf spontane Wünsche eingehen.

Tipps für die Durchführung

- Einleitung mit bekannten Liedern und Lockerungsübungen. Hauptteil mit Üben, Vertiefen, Erarbeiten, Festigen und Spielen. Schlussteil mit fröhlichen Liedern, entspannenden und ausgleichenden Elementen. Zwischendurch Pausen einlegen (Getränke, Vorlesen). Evtl. als Ritual immer das gleiche Schlusslied singen.
- Lieder thematisch abstimmen und evtl. mit Gedichten und kleinen Geschichten verbinden.
- Gelegenheit zu Gesprächen der Teilnehmer einräumen.
- Tonangabe und Einsatz durch Musikleiter. Vorher ausprobieren, welche Tonhöhe angemessen ist. Tonangabe mit deutlichem Signalcharakter: Deutliche Stimme, Blickkontakt zur Gruppe, deutliches Luftholen und mit dem Lied beginnen, dabei einsetzende Handbewegung.

Musizieren mit Instrumenten

Eine Instrumentenbegleitung beim Singen wirkt bereichernd. Pflegende erkundigen sich, ob die betreuten Menschen ein Instrument beherrschen und ermutigen sie dazu, es zu spielen.

Gegebenenfalls ist es nötig, Hilfsmittel einzusetzen, um körperliche Einschränkungen zu kompensieren. Musiktherapeuten können dazu Hinweise geben.

Rhythmusinstrumente

Rhythmusinstrumente (▶ Abb. 3.22) lassen sich ohne Vorkenntnisse sinnvoll zur Begleitung beim Singen oder rhythmischer Gymnastik einsetzen. Es gibt Holz-, Geräusch-, Metall- und Fellinstrumente. Sie sind zu erschwinglichen Preisen im Fachhandel erhältlich, können aber auch leicht selbst hergestellt werden, z. B. Schlaghölzer aus Besenstielen, Glöckchen an Handschuhen, Kronkorkenstäbe, Rasseln aus Joghurtbechern.

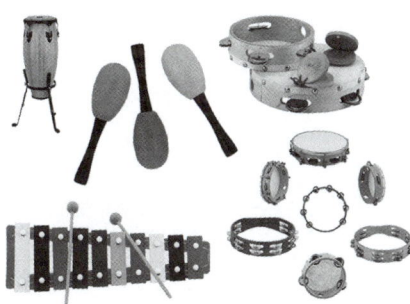

Abb. 3.22 Rhythmusinstrumente. [J787]

Instrumentenpantomime

Instrumentenpantomime ist ein unterhaltsames Ratespiel für Pausen eines Musiknachmittags oder als Teil einer Gruppenstunde. Der Leiter stellt das Spielen auf verschiedenen Instrumenten mit Bewegungen dar, die Teilnehmer erraten das Instrument.

Stoppspiel

Das **Stoppspiel** ist ein unterhaltsames Spiel mit Musik, das auch eine große Gruppe spielen kann. Der Leiter gibt beim Abspielen der Musik eine Bewegung vor, z.B. Winken. Die Teilnehmer machen diese Bewegung nach. Beim Stopp der Musik überlegt ein nächster Teilnehmer eine Bewegung und gibt diese vor, die bis zum nächsten Musikstopp durchgeführt wird. Wenn einem Teilnehmer keine Bewegung einfällt, springt der Leiter mit einem Vorschlag ein.

Klangmelodien mit Gläsern

Mit unterschiedlichen gefüllten Gläsern verschiedener Stärke und Größe lassen sich unterschiedliche Klänge und Melodien erzeugen. Dieses musikalische Spiel kann einer Gruppe von ca. zehn Personen Spaß machen. Wein- und Sektgläser eignen sich besonders gut, da sie dünnwandig sind. Man füllt die Gläser zunächst mit wenig Flüssigkeit. Der befeuchtete Finger fährt vorsichtig am Glasrand entlang. Dabei entstehen die Töne. Anschließend können die Teilnehmer mit unterschiedlich hoch gefüllten Gläsern experimentieren.

3.13 Spiele

___ Definition ___

Spielen: Tätigkeit, die sich zwischen Spannung und Entspannung bewegt und keinen unmittelbaren Zweck erfüllt. Allein und in Gesellschaft möglich.

Spiele aktivieren Körper, Geist und Seele gleichermaßen. Sie setzen auf natürliche Weise und ohne Leistungsorientierung Ressourcen frei und besitzen einen hohen pädagogischen und therapeutischen Wert. Verbunden mit Spaß und Fröhlichkeit sind sie ein bedeutender Beitrag zur Verbesserung der Lebensqualität. Spielen drückt Lebenskraft und Menschsein aus. Das Bedürfnis zu spielen bleibt bis ins hohe Alter bestehen.

Diese zwanglose Beschäftigung hat überdies einen großen psychologischen Nutzwert, weil sie geeignet ist, düstere Gedanken zu unterbrechen und depressive Verstimmungen aufzuhellen. Pflegebedürftige Menschen sind oft einsam und dann auf ihre Defizite konzentriert. Ihre Gedanken drehen sich permanent um das, was sie nicht mehr können. Es entsteht ein **Teufelskreis** (*Circulus vitiosus*) mit einer durchgehend negativen Sichtweise, dem die Betroffenen allein nicht entfliehen können (▶ Abb. 3.23). Der Aufenthalt unter Mitmenschen, die fröhlich sind – wie es typischerweise bei einem Spieletreff der Fall ist, kann sehr hilfreich wirken.

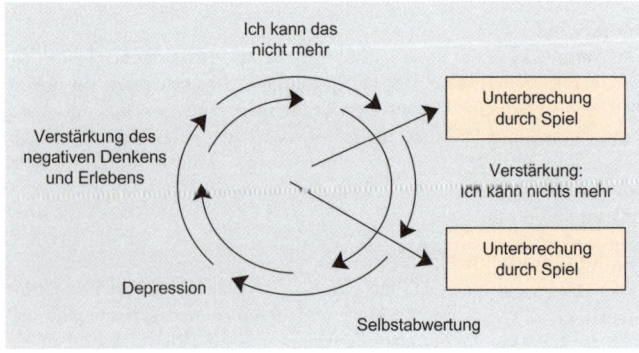

Abb. 3.23 In einem psychologischen Teufelskreis verstärkt sich negatives Denken. [M283]

3.13.1 Grundsätzliche Überlegungen

Spiele gab es zu allen Zeiten und in jeder Kultur. Sie fördern die Kommunikation und das gesellschaftliche Leben.

Für **Kinder** ist das Spiel eine Form der Entwicklung, durch die sie die Welt kennen und begreifen lernen. Das Kind bildet durch das Spiel seine kognitiven und sozialen Fähigkeiten aus. Zuerst spielt es allein, später in der Gruppe.

Auch für **Erwachsene** hat Spielen eine weitreichende Bedeutung. Es unterstützt die Entwicklung von strategischem Denken, Toleranz und

Teamarbeit, kann aber auch als Ventil für Gefühle, Spannungen und Impulse dienen.

Gesellschaftsspiele erlebten in den 1960er-Jahren einen Höhepunkt. Viele von ihnen werden bis heute in den Familien gespielt. Zahlreiche Spiele lassen sich an die Bedürfnisse von Menschen mit körperlichen Einschränkungen anpassen.

Die Einhaltung von Spielregeln schafft einen Rahmen für Gleichberechtigung. Sie stärken das Zusammengehörigkeitsgefühl und bringen auch Menschen mit ganz unterschiedlichen Stärken und Schwächen zusammen.

Merke

Spiele haben immer einen therapeutischen Wert. Sie trainieren Kommunikations- und Sprachverhalten, Sozialverhalten sowie Beziehungsfähigkeit und dienen ganz allgemein als Medium für den Ausdruck von Gefühlen.

Zielgruppe

Welche Spiele für welche Personengruppen geeignet sind, hängt weniger vom Alter als von den Einschränkungen und Ressourcen der Spieler ab. Spiele sind deshalb immer auf Fähigkeiten, Leistungsniveau und Einschränkungen der Spieler abgestimmt sein.

Spiele lassen sich nach ihrer Art einteilen in

- Gesellschaftsspiele,
- Kartenspiele,
- Kennenlernspiele.

Auch nach Zahl und Stellung der Teilnehmer zueinander lassen sich Spiele einteilen:

- Gruppenspiele
- Partnerspiele für zwei Personen (meist mit Wettkampfcharakter)
- Gruppengegnerspiele
- Einzelne Spieler vor einer Gruppe, z. B. bei Pantomime
- Einzelspiele, bei denen jeder für sich allein spielt

Regeln für den Einsatz von Spielen

- Alle Teilnehmer sollen Freude am Spiel haben. Außenseiter zum Mitmachen motivieren.
- Spiel bedeutet auch Spannung, z. B. wenn es um Wissen und Wettkampf geht, darum immer auch für Entspannung in Form von Lachen, Bewegung und Ablenkung sorgen.
- Spieldauer auf die Leistungsfähigkeit der Teilnehmer abstimmen.
- Häufig Spielwiederholungen erzeugen Langeweile; für Abwechslung sorgen.
- Konkurrenz vermeiden und Hilfsbereitschaft unterstützen.

- Nicht nur Gewinner loben, sondern auch Ideen, soziales Verhalten, Witz und Humor.
- Vereinbarte Spielregeln unbedingt beachten. Dies dient der Orientierung.

3.13.2 Vorbereitung

Alle Spiele, die in Gruppen stattfinden, benötigen eine sorgfältige Planung, die sich auf die Ressourcen, Wünsche und Bedürfnisse der Teilnehmer richtet. Zur Vereinfachung der Vorbereitung kann eine Checkliste nach dem Muster der 10-W-Fragen (▶ Tab. 2.1) dienen.

3.13.3 Tipps für die Durchführung

Pflegekräfte sollten mit einem breiten Repertoire an Spielen vertraut sein, um auf die unterschiedlichen Bedürfnisse der pflegebedürftigen Personen eingehen zu können. Die verschiedenen Spiele-Arten sind im Folgenden in Gruppen eingeteilt.

Kennenlernspiele

Kennenlernspiele dienen der Anbahnung von Kontakten zwischen den Teilnehmern einer Gruppe. Solche Spiele bauen zu Beginn von beliebigen Gruppenveranstaltungen Hemmungen und Spannungen ab. Andere Menschen kennen zu lernen ist eine kognitive Leistung.

Namensrunde

Ein Kennenlernspiel für Menschen ohne nennenswerte Gedächtniseinschränkungen. Nicht geeignet für Demenzerkrankte. Beliebig viele Teilnehmer sitzen dazu im Kreis. Material ist nicht erforderlich.

Durchführung

Spielleitung beginnt und nennt ihren Namen mit einer lustigen Assoziation, z. B. „Ich bin Frau Müller und male gern". Der Nächste nennt Namen der vorherigen Person und den eigenen dazu usw. Die Teilnehmer sollen sich gegenseitig helfen, wenn die Aufzählung ins Stocken gerät.

Alter sortieren

Ein lebendiges, mit viel Bewegung und Kommunikation verbundenes Kennenlernspiel, das Mobilität und eigenes Gehen und Stehen voraussetzt. Nicht geeignet für Menschen mit Demenz. Beliebig viele Teilnehmer stehen im Raum. Material ist nicht erforderlich

Durchführung

Die Spielleitung gibt den Teilnehmern den Auftrag, sich nach Alter in einer Reihe aufzustellen. Die Teilnehmer müssen sich dazu sehr genau austauschen: „In welchem Jahr und Monat sind Sie geboren?". Das Spiel kann 10 Minuten in Anspruch nehmen, deswegen ist eine entsprechende körperliche Kondition notwendig.

Gegenseitiges Vorstellen
Ein Kennenlernspiel, das Kommunikation und Orientierung voraussetzt. Nicht geeignet für Menschen mit Demenz. Beliebig viele Teilnehmer sitzen im Kreis oder am Tisch. Material ist nicht nötig.

Durchführung
Die Teilnehmer bilden Paare, bei ungerader Zahl spielt die Spielleitung mit. Jeder sagt seinem Partner den Namen und zählt drei wichtige Persönlichkeitsmerkmale auf. Dafür stehen einige Minuten zur Verfügung. In der Runde stellt anschließend jeder Teilnehmer den Partner vor.

Gesellschafts- und Unterhaltungsspiele
Gesellschaftsspiele sind für zwei oder mehr Personen konzipiert. Man spielt sie zumeist am Tisch.

Bingo
Bingo kommt aus England und Amerika und wird dort gern von Frauen gespielt. Es ist ein einfaches Gewinnspiel für 6–20 Personen, das etwas Aufmerksamkeit, Ankreuzfähigkeit und Glück erfordert. Man spielt im Sitzen am Tisch und auch Menschen mit leichter Demenz können teilnehmen.

Material
Bingo-Spieltrommel, Spielbrett für Kugeln, Bingo-Karten und Stifte, evtl. Hilfsmittel (verdickte Griffe der Stifte).

Durchführung
Der Spielleiter dreht die Bingotrommel, in der sich 90 Kugeln mit den Zahlen 1–90 befinden. Ein Spielteilnehmer ist beauftragt, nach einigen Drehungen der Trommel „Halt" zu sagen. Dann wirft die Trommel eine Kugel aus, die von der Spielleitung ausgerufen wird. Jeder Teilnehmer hat eine Bingokarte mit 15 Zahlen vor sich. Jede Person hat eine andere Zahlenkombination. Wenn eine richtige Zahl dabei ist, kreuzt der betreffende Teilnehmer sie an. Ziel ist es, eine vorher festgelegte Anzahl von richtigen Zahlen zu erreichen. Wer sie erreicht hat, hat Bingo und muss dies anmelden. Die Regeln hängen vom Zeitrahmen und der Konzentrationsfähigkeit der Gruppe ab. Die Gewinner erhalten ein Geschenk.

Schach
Schach ist das anspruchvollste Spiel und erfordert erhebliche Konzentrationsfähigkeit. Zum Ausgleich liefert es auch langfristiges Vergnügen und lässt sich auch von bettlägerigen Menschen z. B. über das Telefon oder das Internet spielen (Fernschach). Solche Partien können tagelang dauern.

Interessant sind auch Schachnachmittage, zu denen sich eine Gruppe von Schachspielern trifft, die dann z. B. Simultanpartien (ein Teilnehmer gegen alle anderen an verschiedenen Brettern) veranstalten können.
Der Schwierigkeitsgrad lässt sich erhöhen durch Blitzschach (jeder Spieler hat maximal 5–60 Minuten Bedenkzeit für die gesamte Partie) oder Blindschach, bei dem die Spieler sich das Brett lediglich vorstellen und deshalb jeweils die Stellung der Steine vollständig im Kopf rekapitulieren müssen.

Mensch ärgere dich nicht

Mensch ärgere dich nicht ist auch für Menschen mit Demenz und motorischen Einschränkungen geeignet. Es erzeugt Spannung, fördert die Kommunikation und schafft Erfolgserlebnisse. Je nach Einschränkungen unterstützt der Spielleiter die Teilnehmer. Das Spiel ist für 2–4 Personen geeignet und lässt sich am traditionellen Spielbrett sowie als Großbrettspiel oder behindertengerechtes Holzbrettspiel mit Vertiefungen spielen.

Halma

Halma ist ein traditionelles Strategiespiel, bei dem es darauf ankommt, Spielfiguren, die einen Punkt nach vorn gehen oder über weite Strecken über jeweils eine andere Figur hüpfen können, von ihrem Heimat-Dreieck in das gegenüberliegende Dreieck zu versetzen. Die Spieler wechseln sich jeweils ab – und versuchen natürlich auch, sich gegenseitig zu behindern. Gewonnen hat, wer seine Figuren zuerst vollständig über das Feld gebracht hat. Es ist für 2–3 Personen geeignet.

Dame und Mühle

Zwei Strategiespiele, die sich meist als Doppelspiel auf den Seiten des Spielbretts befinden. **Dame und Mühle** stellen nach Schach die höchsten Anforderungen. Sie sind jeweils für 2 Spieler geeignet.

Dame

Schachbrett mit 12 weißen und 12 schwarzen Steinen. Die Spieler sitzen sich gegenüber. Jeder hat eine Farbe. Aufstellung: Vor jedem Spieler 3 Reihen mit 4 Steinen. Aufgabe ist es, mit möglichst vielen Steinen zur gegnerischen Grundlinie zu gelangen. Dazu darf man nur vorwärts ziehen, jeweils um ein Feld in der Diagonalen. Es ist wichtig, auf seine Deckung zu achten, denn sobald man vor einem gegnerischen Stein steht, und das Feld dahinter frei ist, kann dieser den Stein durch Überspringen aus dem Spiel nehmen. Ist ein Stein an der Grundlinie des Gegners angelangt, wird ein gleichfarbiger darauf gesetzt; das ist dann die „Dame". Die Dame darf vorwärts und rückwärts diagonal springen und alle gegnerischen Steine, die sie überspringt, aus dem Spiel nehmen. Sie selber wird geschlagen, wie jeder andere Stein. Der Spieler der zuerst keine Steine mehr hat, verliert.

Mühle

Jeder Spieler erhält 9 Steine (weiß oder schwarz). Weiß beginnt. Die Steine werden abwechselnd auf die Ecken oder Schnittpunkte des Mühlebretts gesetzt, wobei jeder Spieler versucht, eine Mühle zu legen, sie gleichzeitig aber beim Gegner zu vereiteln. Eine Mühle ist eine Reihe von 3 Steinen der eigenen Farbe. Sie berechtigt zum Entfernen eines gegnerischen Steins, der aber nicht aus einer geschlossenen Mühle genommen werden darf. Sind alle Steine gesetzt, versucht man durch Ziehen, neue Mühlen zu bilden. Hat ein Spieler nur noch 3 Steine, darf er mit jeweils einem springen, wohin er will. Beendet ist das Spiel, wenn ein Spieler weniger als 3 Steine hat oder keinen Steine bewegen kann.

Kartenspiele

Es gibt zahlreiche **Kartenspiele** mit sehr unterschiedlichen Regeln. Hierzulande verwendet man üblicherweise ein französisches oder deutsches Blatt. Die Zahl der vorhandenen Karten variiert je nach Spieltyp. An Kartenspielen können 1–8 Personen teilnehmen. Bekannte Varianten sind Skat, Rommé, Tarock, Schafkopf, Bridge, Patience, Watten. Für Menschen mit Einschränkungen sind Karten im Großformat und Kartenhalter erhältlich, die das Spielen erleichtern.

Kartenspiele können als feste Einrichtungen oder im Rahmen von Spielenachmittagen stattfinden.

Scrabble

Scrabble ist ein Sprach- und Wortschatzspiel für eine Kleingruppe von 2–4 Personen, das ein Interesse für Sprache und Fantasie voraussetzt. Jeder Spieler erhält sieben Steine mit Buchstaben. Reihum sind daraus Wörter zu bilden und auf das kreuzworträtselähnlich aufgebaute Spielbrett zu legen. Gewonnen hat der Spieler, der keinen Stein mehr besitzt bzw. am Ende die höchste Punktzahl (auf den Steinen und dem Brett vermerkt) erreicht hat.

Bewegungsspiele

Bewegungsspiele geben Gruppenveranstaltungen einen fröhlichen Charakter. Sie können aber auch einzeln bei einer Spielstunde, beim Gehirntraining oder zwischendurch im Rahmen einer Betreuungsgruppe durchgeführt werden.

Kegeln und Bowling

Kegeln und Bowling sind beliebte sportliche Gesellschaftsspiele für 8–14 Personen. Daran können auch bewegungseingeschränkte Personen teilnehmen, selbst wenn sie im Rollstuhl sitzen.

Das Spiel kann auf den speziell dafür eingerichteten Bahnen oder in entsprechend großen Räumen bzw. unter freiem Himmel stattfinden.

Durchführung
Die Teilnehmer stehen oder sitzen neben der Bowlingschneise. Der Spieler, der mit dem Wurf dran ist, wirft von vorn im Stehen oder im Sitzen. Gespielt wird nach einem Aufstellplan, z. B. 9 Figuren im Kreis und der König in die Mitte oder Tannenbaum. Jede umgeworfene Figur zählt eine gewisse Punktzahl z. B. 10, König 20. Der Teilnehmer mit der höchsten Punktzahl hat gewonnen.

Boccia
Boccia (*Boule*) ist ein beliebtes Wettkampfspiel für gehfähige Teilnehmer. Das Spiel wird von 2–8 Personen im Freien gespielt, am besten auf Sand oder kurzem Rasen.

Material
Ein Bocciaspiel mit 8 Kugeln und 1 Setzkugel. Je ein Satz (2 oder 4) der Kugeln sollten in einer Farbe gehalten sein.

Durchführung
Das ebene Spielfeld sollte etwa 5 × 30 m messen. Zuerst wirft die Partei, die verloren hat, die Setzkugel aus. Im Wechsel versuchen zwei Parteien, ihre Kugeln möglichst nahe an die Setzkugel zu werfen oder einen Gegner wegzustoßen. Jede Kugel, die der Setzkugel näher liegt als die nächste der Gegner, zählt einen Punkt.

Betttuchballfangen
Ein lebhaftes Gruppenwettkampfspiel im Sitzen für 6–12 Personen, an dem auch bewegungseingeschränkte und demente Menschen teilnehmen können. Man benötigt einen leichten Schaumstoffball und ein Betttuch mit Löchern.

Durchführung
Zwei Gruppen platzieren sich jeweils um eine Hälfte des Betttuches herum. Die Teilnehmer halten das Betttuch straff. Die Spielleitung gibt den Startschuss für den Ball. Jede Partei muss versuchen, ihn in das Loch der Gegner zu werfen. Dazu muss sie das Tuch gemeinsam bewegen. Ist der Ball in das Netzloch gefallen, gibt es einen Punkt für die Torschützen.

Erinnerungsballspiel
Das **Erinnerungsballspiel** trainiert auch kognitive Fähigkeiten. 6–12 Personen nehmen im Sitzen daran teil. Auch Menschen mit Demenz können mitspielen. Man benötigt einen Softball.

Durchführung
Die Teilnehmer sitzen im Stuhlkreis. Der Spielleiter nennt drei Tiere und wirft den Ball einem Teilnehmer zu. Dieser lässt das letzte Tier weg, fügt ein neues hinzu und wirft den Ball jemand anderem zu. Die Tiere können auch z. B. durch Farben, Vornamen, Pflanzen ersetzt werden.

Gedächtnis- und Ratespiele

Gedächtnis- und Ratespiele sind beliebt. Sie fordern kognitive Leistungen. Viele Varianten können für das Gehirntraining eingesetzt werden (▶ Kap. 3.6).

Vertellekes

Vertellekes ist ein speziell für ältere Menschen entwickeltes Erzähl-, Gedächtnis- und Ratespiel für 4–10 Personen, bei dem es nicht um Gewinnen und Verlieren geht, sondern um gemeinsames Finden von Antworten und Erzählen. Es ist einfach einzusetzen, erfordert wenig Vorbereitung und ist auch für Menschen mit Demenz geeignet.
Man benötigt ein entsprechendes Spieleset.

Durchführung

Die Fragen auf den Karten sind auf lebenswelt- und biografiebezogene Bereiche ausgerichtet und mit Symbolen gestaltet, z. B. Rätselfragen, Teekesselchen, Pantomime, Liederraten, Fragen zur früheren Arbeitswelt, Fragen zur Jugend und Kindheit. Der Spielleiter kann die Fragen nach Schwierigkeitsgraden staffeln und auf die Gruppe ausrichten. Das Würfeln und der Erzählcharakter binden alle Teilnehmer ein.

Lebenslauf

Lebenslauf bezeichnet ein Kommunikations-, Gedächtnis- und Ratespiel für 3–6 Personen, das sich in Form von Fragen mit verschiedenen Lebensabschnitten beschäftigt. Man benötigt das Lebenslaufspiel aus dem Fachhandel.

Durchführung

Das Entwicklungsspiel beginnt mit 20 und endet bei 100 Jahren. Die Spieler erhalten in den verschiedenen Lebensabschnitten der Spielfelder Fragen und Aufgaben, die es zu beantworten gilt. Sie können die Fragen gemeinsam beantworten.

Berufe raten

Das **Berufe raten** lehnt sich an die Fernsehsendung „Was bin ich?" an. Es ist für 4–12 Personen ausgelegt; Menschen mit Demenz können integriert werden. Material benötigt man nicht.

Durchführung

Ein Teilnehmer denkt sich einen bekannten Beruf aus, die anderen stellen Fragen, die der Teilnehmer nur mit Ja und Nein beantwortet. Kleine zusätzliche Hinweise sind möglich, wenn das Spiel ins Stocken gerät.

Unterschiede finden

Ein Gedächtnisspiel für 6 und mehr Personen, das in zwei Gruppen gespielt wird. Material ist nicht erforderlich.

Durchführung
Die Teilnehmer bilden zwei Gruppen. Eine denkt sich zwei Begriffe aus, die eine Gemeinsamkeit haben und doch unterschiedlich sind. Beispiel: Katze und Bürste (beide können kratzen). Die zweite Gruppe rät gemeinsam. Wenn die Lösung gefunden ist, findet ein Rollentausch statt und die andere Gruppe denkt sich zwei Begriffe aus.

Stadt – Land – Fluss
Ein Begriff-Ratespiel (▶ Abb. 3.24) für 2–12 Personen, das vielen bekannt ist. Kann auch zum Gehirntraining eingesetzt werden. Man benötigt lediglich Stifte, Papier oder eine Wandtafel (für das Spiel in der Gruppe).

Durchführung
Die Teilnehmer suchen zu verschiedenen Oberbegriffen passende Unterbegriffe mit einem bestimmten Anfangsbuchstaben, der vorher von der Gruppenleitung oder der Gruppe festgelegt worden ist. Der schnellste Teilnehmer bekommt Punkte für seine Eintragungen.

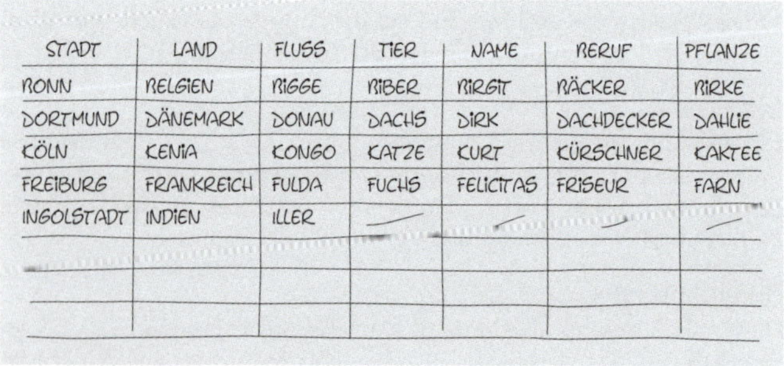

STADT	LAND	FLUSS	TIER	NAME	BERUF	PFLANZE
BONN	BELGIEN	BIGGE	BIBER	BIRGIT	BÄCKER	BIRKE
DORTMUND	DÄNEMARK	DONAU	DACHS	DIRK	DACHDECKER	DAHLIE
KÖLN	KENIA	KONGO	KATZE	KURT	KÜRSCHNER	KAKTEE
FREIBURG	FRANKREICH	FULDA	FUCHS	FELICITAS	FRISEUR	FARN
INGOLSTADT	INDIEN	ILLER				

Abb. 3.24 Stadt – Land – Fluss ist ein unaufwändig zu gestaltendes Wissensspiel. [L138]

Selbst entworfene Spiele
Neben den im Fachhandel erhältlichen professionell designten Spielen können selbst entworfene Ideen durchaus attraktiv sein. Sie vermitteln nicht nur Spaß beim Spielen, sondern auch die besondere Befriedigung, diesen Spaß durch Kreativität selbst hervorgebracht zu haben.

Zahlen-Domino
Ein **Dominospiel** kann man leicht selbst herstellen. Dazu sind 50 Pappkarten (6 × 12 cm) auszuschneiden und die Augenzahlen mit einem dicken schwarzen Filzstift aufzumalen. Ein dicker schwarzer Strich teilt die rechteckigen Karten in zwei Quadrate.

Farb-Domino
50 Pappkarten in Großformat ausschneiden und jeweils eine Seite mit unterschiedlichen Farben bekleben. Klebe-Folie eignet sich dafür am besten.

Memory
Für selbstgemachte **Memoryspiele** schneidet man 10 Kartenpaare aus. Sie können verschiedene Formen haben oder mit fünf unterschiedlichen Motiven beklebt werden.

Quiz
Für ein **Quiz** mit 6 Wissensbereichen ca. 60 bunte Karten in Großformat (ca. 6 cm × 12 cm) ausschneiden, am besten eignet sich starker Fotokarton. Jeder Wissensbereich hat seine eigene **Farbe:**
- Tiere: Braun
- Pflanzen: Grün
- Allgemein: Rot
- Flüsse und Städte: Blau
- Märchen und Lieder: Gelb
- Gesundheit und Krankheit: Lila

Auf jedes Kärtchen eine Frage in Großbuchstaben drucken bzw. schreiben. Auf der Rückseite ist das Symbol für den Wissensbereich abgedruckt oder aufgeklebt, bei Pflanzen z. B. eine Baumgruppe. Die Farben können entsprechend den Kartenfarben mit Lackfarbe übermalt werden.

Solitär für sehbehinderte Menschen
Solitär ist ein klassisches Brettspiel für eine Person. Durch überlegtes Überspringen räumt der Spieler nach und nach die Figuren ab, bis nur noch eine übrig bleibt. Das Brettspiel ist auch im Handel erhältlich. Man kann es für sehbehinderte Menschen im Großformat selbst herstellen. Dazu ist handwerkliches Geschick und Werkzeug nötig.

Ein rundes Brett mit ca. 45 cm Durchmesser oder ein viereckiges Brett von 45 cm × 45 cm herstellen (lassen). In das Brett nach Anordnung des Solitärspieles 33 Löcher bohren. Als Spielfiguren eignen sich Sekt- oder andere Korken. Die Lochgröße richtet sich nach deren Größe.

3.14 Theater

Eine **Theatergruppe** unter pädagogischer Leitung ist eine experimentelle Arbeit, an der Jung und Alt Interesse und Freude haben können. Aber auch ohne Zusatzausbildung lassen sich einige Methoden anwenden. Es gibt vielfältige Einsatzmöglichkeiten, z. B. Theaterarbeit als
- Gemeinschaftsprojekt von Jung und Alt,
- Ausdruck und Darstellung eigener Lebenserfahrung,
- Ausdruck und Darstellung eigener Lebenswelt und -probleme,
- Form körperlichen Ausdrucks (Mimik, Gestik, Spiel, Tanz, Pantomime),
- Darstellung von Sketchen oder eigenen Stücken.

3.14.1 Grundsätzliche Überlegungen

Theater wirkt nicht nur durch das gesprochene Wort, sondern auch andere Ausdrucksformen vermitteln den Zuschauern eine Aussage.

Durch Theaterarbeit erleben sich die Teilnehmer körperlich im Raum und im Kontakt mit den anderen Gruppenmitgliedern. Jeder Teilnehmer macht nach seinen persönlichen Fähigkeiten mit. Die Übungen werden bewegungseingeschränkten Menschen und Rollstuhlbenutzern angepasst.

Beispiele
- Nach Musik durch den Raum bewegen, jeder Teilnehmer zunächst für sich. Nach Empfinden Kontakt zu anderen aufnehmen und lösen.
- Durch den Raum bewegen und durch Mimik und Gestik Gefühle darstellen, z. B. Freude, Sorge, Gehetztsein.
- Sich durch den Raum bewegen, einen besonders angenehmen Platz suchen und dort eine besonders angenehme Position einnehmen.
- Alle Teilnehmer stellen sich nach Alter in eine Reihe. Variante: Die Gruppe stellt sich nach ABC-Reihenfolge der Nachnamen auf (kann sehr lebhaft sein).
- Durch den Raum gehen und sich einen Partner durch Augenkontakt suchen. Bei gegenseitigem Einverständnis macht ein Partner Bewegungen vor, der andere macht sie nach.

3.14.2 Vorbereitung

- Planung und Durchführung durch Theaterpädagogen, Kultur- und Sozialpädagogen, Ergotherapeuten oder geschulte Pflegekräfte sicherstellen.
- Zusammenarbeit mit anderen Institutionen, z. B. Kleinkunstbühnen, Volkshochschulen, Bildungseinrichtungen, Schulen, Heimatmuseen, Kultureinrichtungen anbahnen.
- Ort der Durchführung festlegen: z. B. Gemeindehäuser, Pflegeeinrichtung.
- Werbung durch Plakate, Ausschreibung und persönlichen Kontakt verbreiten.
- Projektvorstellung bei Vorgesetzten und im Team.
- Regelmäßige Gruppentermine (2 × wöchentlich) anberaumen.
- Gruppenstunden planen: Kennenlernübungen, Aufwärmübungen, Theaterübung oder Rollenspiel durchführen, Besprechung und Rückmeldungen.
- Requisiten bereitlegen, z. B. Tücher, Stoffe, Kleidungsstücke, Hüte, Schminke.

- Auftritte planen: Einverständnis der Teilnehmer erforderlich. Bei der Planung unbedingt alle Bedürfnisse der Gruppenmitglieder berücksichtigen.

3.14.3 Tipps zur Durchführung

Sprache und Sprechübungen

Mit dem Lesen kleiner Texte lassen sich Sprechübungen verbinden. Am sinnvollsten ist es, Lieblingstexte der Teilnehmer oder autobiografisches Material zum Lesen zu verwenden. Folgende **Grundsätze** sind zu beachten:

- Zunächst Lockerungsübungen durchführen.
- Tiefe, regelmäßige Bauchatmung beim Sprechen ausführen.
- Deutlich artikulieren, Mund und Zunge deutlich bewegen.
- Einsatz von Mimik und Gestik beim Sprechen.
- Kurze Abschnitte sprechen, Pausen einlegen.

Mimik und Gestik

Durch **Mimik und Gestik,** verbunden mit Bewegungen des gesamten Körpers, werden Gefühle ausgedrückt und dargestellt. Der Leiter drückt eine Situation verbal aus, die Spieler sollen sie sich vorstellen und durch Mimik und Gestik darstellen, z. B.:

- **Hören:** Jemand hört eine schöne, leise Musik, die ihn sehr berührt.
- **Tasten:** Die Hände werden nach einem Kaminfeuer ausgestreckt, das die Person wärmt und ganz unter die Haut geht, bis der gesamte Körper warm ist.
- **Sehen:** Etwas Schönes sehen, z. B. die Geliebte, die auf einen zukommt, und etwas Abstoßendes sehen, z. B. einen Unfall.
- **Schmecken:** Eine leckere Süßspeise kosten und in einen sauren Apfel beißen.
- **Riechen:** Etwas Schönes und etwas Ekelhaftes riechen.
- **Gefühle:** Verschiedene Gefühle darstellen, z. B. Angst, Freude, Trauer, Ärger.

Requisiten

Requisiten sind unentbehrliches Zubehör des Theaters. Gegenstände werden zu Mitspielern und sind genauso wichtig wie die Sprache. Sie unterstützen – richtig eingesetzt – die Aussage eines Theaterstücks. Ihre Wirkung beruht auf ihren optischen, haptischen und akustischen Eigenschaften.

Kostüme

Kostüme sollen den Zuschauer ansprechen und sind wesentliches Element einer Darstellung. Kostüme brauchen nicht perfekt zu sein. Es reicht aus, wenn wichtige Details das Typische verdeutlichen. Gemeinsames Kostümieren macht großen Spaß. Oft finden sich im Bekanntenkreis oder in der Familie passende Kostüme oder Kleidung, die dem Zweck entsprechen.

Bühne
Die **Bühne** ist der Spielraum der Theateraufführung und gibt einer Darstellung Halt und Form. Eine Bühne kann offen oder abgegrenzt sein, z. B. durch einen Vorhang und durch Farben und Formen gestaltet sein.
Wird ein Stück in mehreren Szenen aufgeführt, ist meistens ein Bühnenumbau nötig. Man kann auch mit wenigen, ganz einfachen Gestaltelementen gute Effekte erzielen.

Beleuchtung
Eine gute **Beleuchtung** ist notwendig, um das Bühnenbild zu unterstützen und Szenen hervorzuheben oder abzuschwächen. Nicht jede Theateraufführung benötigt eine professionelle Beleuchtung mit großem Aufwand, aber einige Grundsätze können leicht und sinnvoll eingesetzt werden:
- Langsame Beleuchtung einer Szene stimmt erwartungsvoll und erhöht die Spannung.
- Langsames Reduzieren des Lichtes verbreitet Ruhe und evtl. Melancholie.
- Häufig wechselnde Beleuchtung kann Unruhe und Unklarheit auslösen.
- Plötzliche Beleuchtung überrascht den Zuschauer und konfrontiert ihn plötzlich mit der Szene.

LESE- UND SURFTIPP
Bundesverband Theaterpädagogik e. V.: www.butinfo.de

3.15 Vorträge und Informationsveranstaltungen

Viele pflegebedürftige Menschen haben ein hohes Bedürfnis nach Information, Beratung und Begleitung. Niedrigschwellige Angebote sind am sinnvollsten umzusetzen.

Merke

Angebote mit **Kommstruktur** sind hochschwellig, denn der pflegebedürftige Mensch muss die Initiative ergreifen und die entsprechende Institution aufsuchen. Diese zu überwindende Barriere macht Kommstrukturen weniger geeignet. Angebote mit **Gehstrukturen** hingegen sind niedrigschwellig, da der Berater die Betroffenen aufsucht.

3.15.1 Vorbereitung

- Thema eruieren und eingrenzen und ausreichende Planungszeit einkalkulieren.
- Zielgruppe festlegen und Teilnehmerzahl abschätzen.
- Organisator, z. B. Sozialpädagoge, und Moderator für die Veranstaltung verpflichten.
- Geeigneten Experten für das Thema finden und auf die Zielgruppe vorbereiten. Rahmenbedingungen und Termin absprechen, z. B.: Honorar, Zeitrahmen, Zielgruppe, Niveau und Inhalte des Vortrags, Ablauf, notwendige Technik.
- Bekanntmachung durch Aushang, Information, Zeitungs- und Hauszeitungsmitteilung, persönliche Einladung.
- Raumsituation klären: Ausreichend Sitzplätze mit Tischen (Schreibunterlage) vorbereiten, einige Notsitzgelegenheiten zur Verfügung halten; Sitzanordnung festlegen, sodass alle Teilnehmer die Vortragenden und den Moderator gut verstehen können.
- Wenn nötig: Mikrofon, Overheadprojektor/Beamer und Flip-Chart bereitstellen; Informationsblätter in großer Schrift auslegen.
- Getränke bereitstellen.

Merke

Der vortragende Experte soll in der Lage sein, sich auf das Klientel einzustellen. Fachinformationen sollten in knappe und einfache Informationen zerlegt sein. Zu komplizierte und ausufernde Informationen können langweilen und überfordern.

3.15.2 Tipps für die Durchführung

Wenn möglich, sollte der Vortragende in der Lage sein, die Zuhörer in das Geschehen einzubinden, damit sie nicht nur passive Zuhörer bleiben.

Merke

Vorträge mit Informations- und Beratungscharakter können bei Interesse in viele Institutionen eingebunden werden und wenden sich an pflegebedürftige Menschen, Angehörige und andere Interessierte. Die Verflechtung von Organisationen kann sich günstig auf Qualität und Finanzierbarkeit auswirken.

Register

A
Akrostichon 163
Aktivierung, Planung 31
Aktivität 1
Alltagsbegleiter 26
Alltagskompetenz 24
Altentherapeut 25
Angehörige 29
Aquarellieren 138
Arbeit, jahreszeitliche 153
Atemübung 81
Ausflug 39

B
Backen 126
Batiken 139
Bedürfnis 3
Bedürfnispyramide, Maslow 5
Beschäftigung 1
– Planung 31
Bewegung 45
– Aufwärm- und Lockerungsübungen 51
– Dehn- und Streckübungen 58
– Doppelklöppel 69
– Einschränkungen 46
– Entspannungsübungen 78
– Handgeräte 64
– Kräftigungsübungen 61
– mit Bällen 66
– mit Tüchern 67
– Säckchen 70
– Seile 72
– Stäbe 71
– Tänze 83
Bewegungslied 82
Bibliotherapie 157
Bingo 171
Biografiearbeit 88, 163
Boccia 174
Bowling 173

C
Case-Management 26
Collagen 142
Computer 130

D
Dame 172
Deprivation 1
Domino 176
Drucken 152

E
Ehrenamt 27
Ergotherapeut 25
Erinnerungskoffer 94
Erinnerungspflege 87
Erinnerungsstunde 90
Erzählcafé 89

F
Fantasiereise 80
Fensterbild 135
Fest 95
– Fasching 106, 157
– Frühling 98
– Geburtstag 107
– Herbst 101
– Jubiläum 108
– Sommer 99
– Weihnachten 102
Film 108
Flechten 147
Foto 108

G
Gartenarbeit 128
Geburtstag 107
Gedächtnis 10
Gehirntraining 111
– Demenz 112
Geragogik 9
Gesprächsführung 20

H
Halma 172
Handwerk 131
Hausarbeit 124, 126
Hauszeitung 158

I
Imitationslernen 16
Instrumentenpantomime 167
Interaktion 7
Internet 130

J
Jubiläum 108

K
Karneval 106
Kartenspiele 173
Kegeln 173
Knüpfen 151
Kochen 125
Kommunikation 19
Konditionieren
– instrumentelles 15
– klassisches 14
– operantes 15

Kontakt, generationen-
übergreifender 122
Kreativität 131
Kurzreisen 42
Kurzzeitgedächt-
nis 12

L
Langzeitgedächt-
nis 12
Learning by doing 15
Lebensbaum 94
Lebensqualität 23
Lernen 8
– Imitation 16
– kognitives 13
– Konditionieren, in-
strumentelles 15
– Konditionieren,
klassisches 14
– Konditionieren,
operantes 15
Lesen 157
Lesestunde 159
Literaturkreis 160

M
Malen, Vorlage 135
Mandala 134
Maslow, Abraham 5
Massage 52, 79
Memory 177
Mensch ärgere dich
nicht 172
Milieugestaltung 93
Mobilität 24
Modellieren 144
Motivationsarbeit 37
Motorik 24
Mühle 172
Musik 163
Musizieren 166
Muskelentspan-
nung 80

P
Pädagogik 8
Papierarbeiten 148
Polonaise 56
Positives Erleben 22
Progressive Mus-
kelentspannung
(nach Jacobson)
80

Q
Quiz 177

R
Reise 39
– kurze 42
– längere 44
Rhythmusinstrument
166

S
Schreiben
– biografisches 163
– Blitzlicht 162
– Cluster 162
– kreatives 161
Schreibhilfe 161
Scrabble 173
Seidenmalerei 136
Selbstständigkeit
23
Singen 164
Solitär 177
Sozialpädagoge 26
Specksteinarbei-
ten 152
Spiel 168
– Bewegungs-
spiele 73, 173
– Gedächtnis- und
Ratespiele 175
– Gesellschafts- und
Unterhaltungs-
spiele 171
– Grundsätze 169

– Kartenspiele 173
– Kennenlern-
spiele 170
– Quiz 177
– selbst entwor-
fene 176
Stoff- und Handarbei-
ten 150

T
Tagesausflug 41
Tagesstruktur 17
Tanz 83
– Eberesche 84
– Gang zum Meer
85
– Navidadau 85
– Sitztänze 57, 86
– Ulmentanz 84
Theater 177
Tombola 100

U
Ultrakurzzeitgedächt-
nis 11

V
Vertellekes 175
Vortrag 180

W
Wahrnehmungsförde-
rung 20
Weben 151
Weihnachts-
basar 104
Weihnachtsbaste-
leien 156
W-Fragen 31
Wochenstruktur
17

Z
Zeittafel 92